最新・審美歯科とインプラント

素敵な人は歯が綺麗

Esthetic Dentistry and Dental Implant

坪田健嗣　中谷昌弘

KKロングセラーズ

素敵な人は歯が綺麗

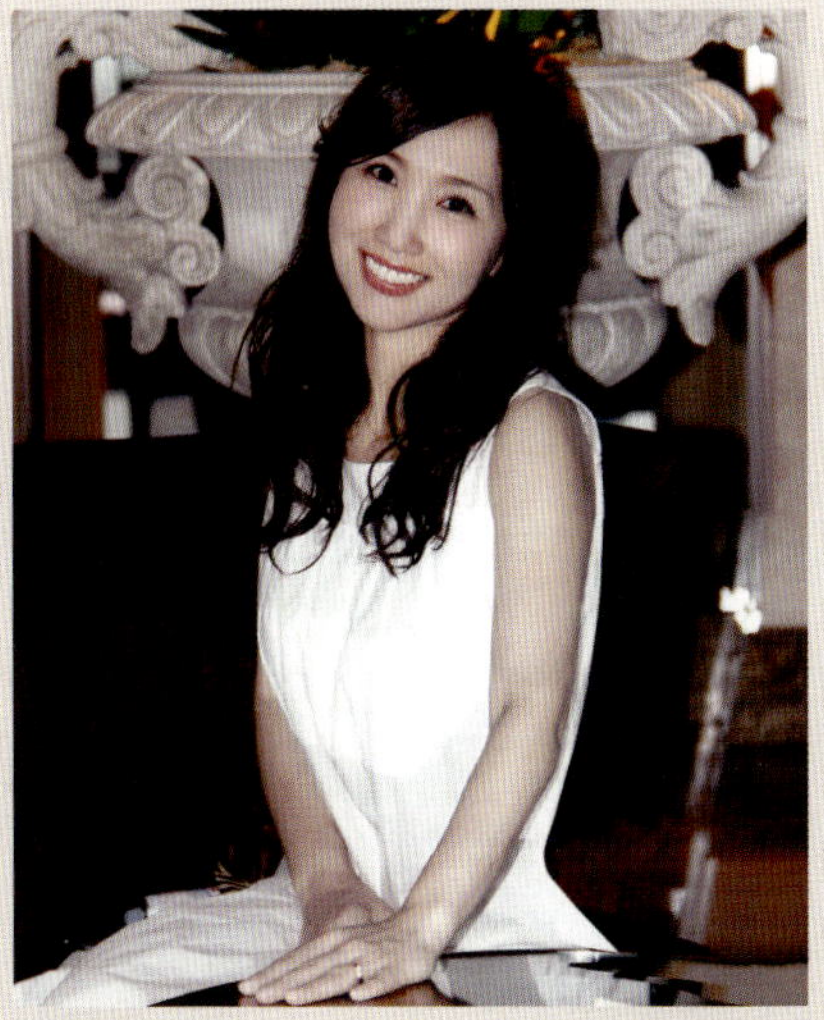

心からの笑顔は周りを幸せにしますし、初対面での第一印象は一生残ると言われているように、笑顔をモットーにしてきた私には、今まで良いことが次々と起こりました。

とびっきりの笑顔にかかせないのは、口元の美しさです。清潔感のある白い歯、歯並び、歯肉の形、Ｅラインなどのトータルなバランスが綺麗になると、自信を持って笑えます。

ハリウッド女優のように輝く笑顔になりたいと願ってきた私は、探し求めてやっと信頼できる本物の審美歯科に出会えました。

ありがとうの言葉を、百満開の笑顔で百万回送りたいです。

宮脇 恵子

宮脇恵子さんは４人のお子様の母親で、2012 年 40 代を中心としたビューティーコンテストで、全国 1800 人以上の応募者のなかからわずか 21 人のファイナリストに選ばれ、２つの輝かしい賞を受賞。現在は雑誌や TV などで大活躍をされています。

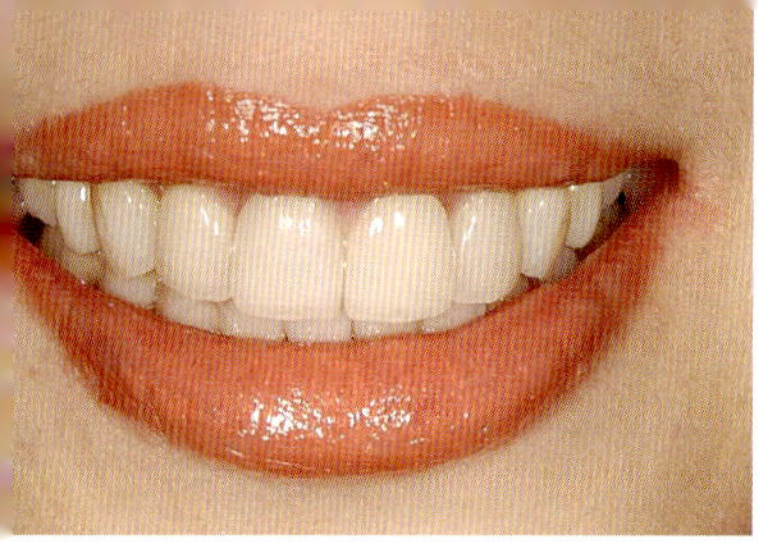

■前歯の歯並びと色が気になっていた方ですが、矯正治療を行なった後、ホームホワイトニングとラミネートベニアにより、こんなに綺麗になりました。

トータルな審美歯科治療で口元はこんなに変わる

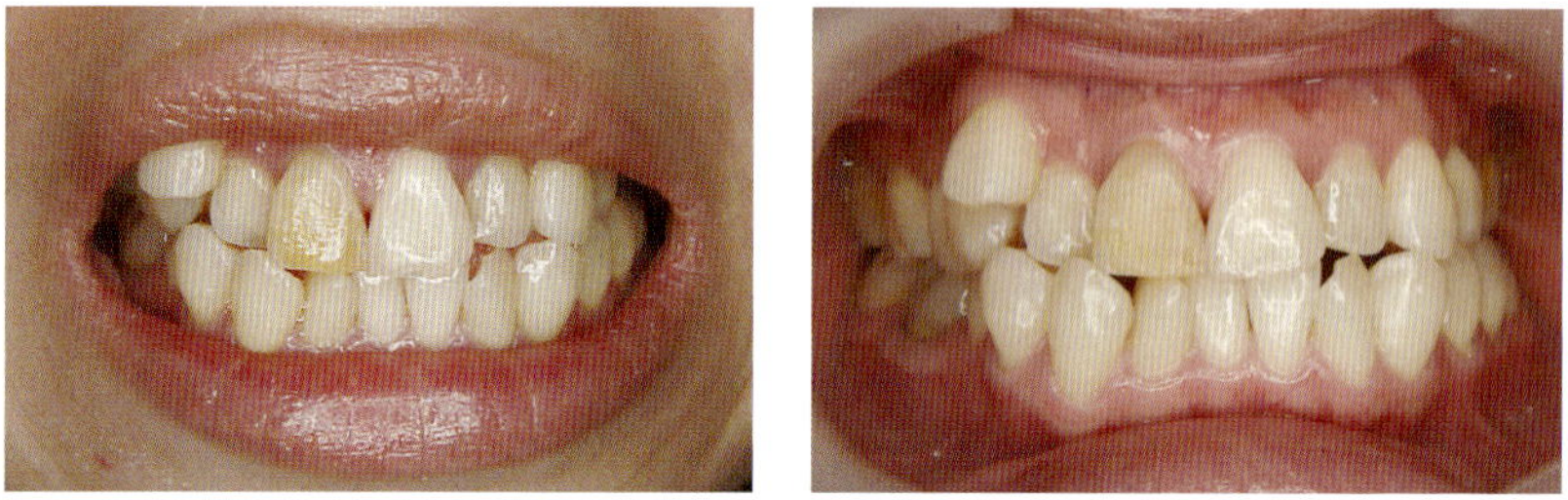

治療前の状態。乱杭で前突した歯並びと変色した歯の色が気になる

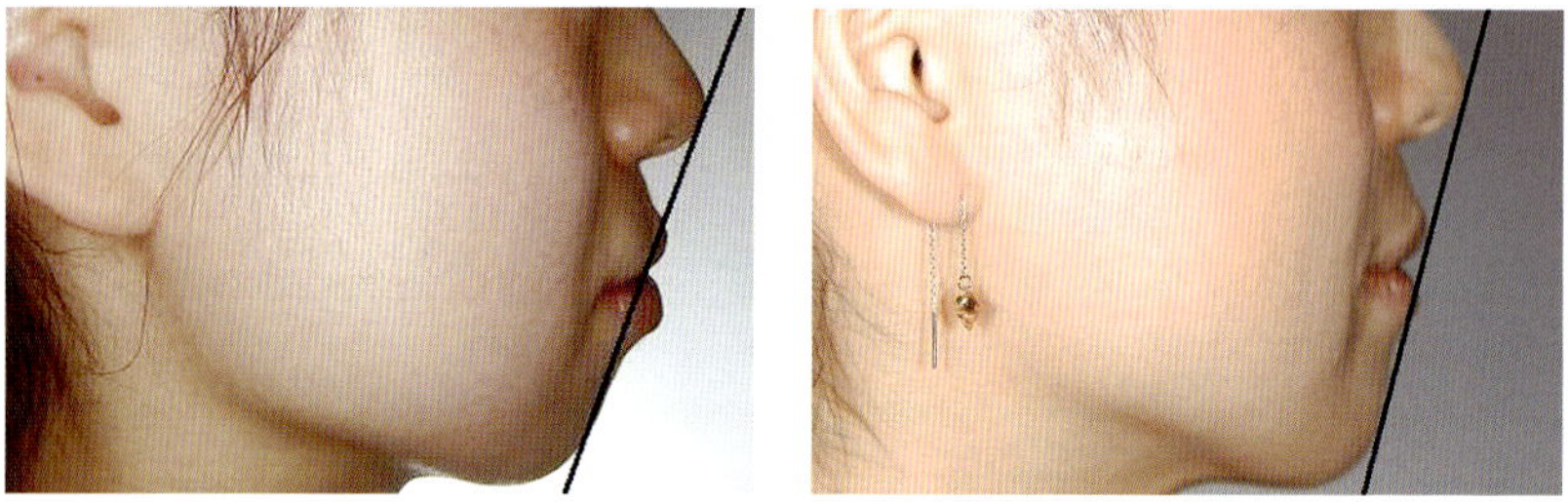

矯正治療によって前歯が後退したことで、口元は大きく改善されている。E- ラインを基準としてほぼ理想的な横顔となった（左）

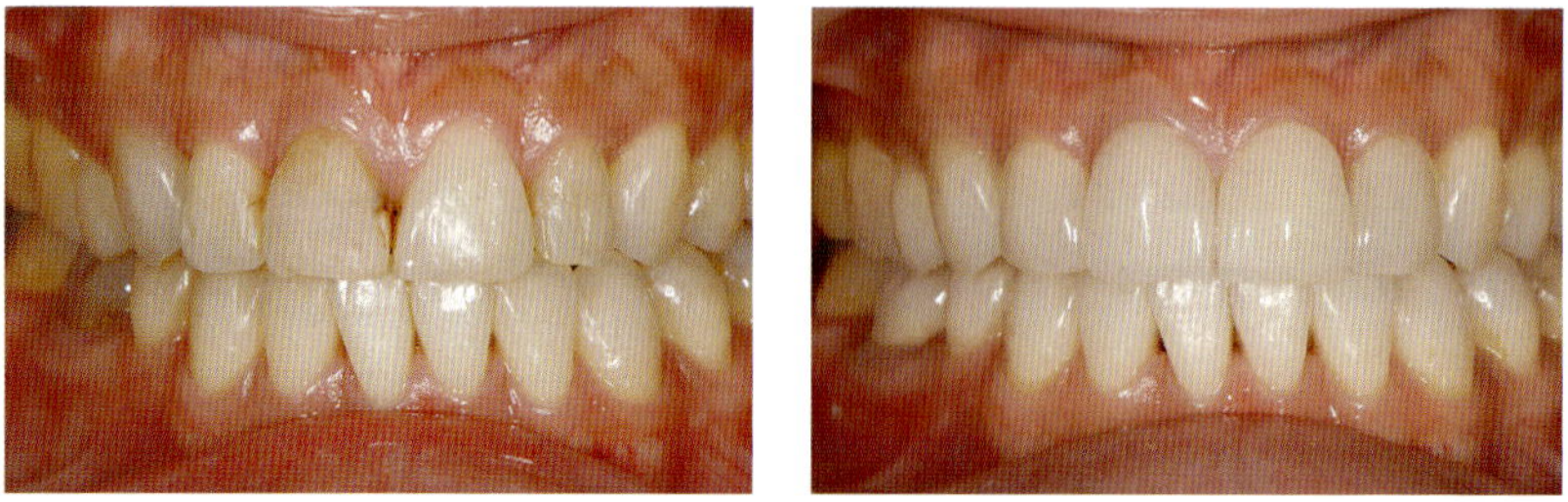

矯正直後（左）は、歯の色や形はまだ美しくなかったが、ホームホワイトニングと前歯 4 本にラミネートベニア治療を行い、理想的な歯となった（右）

■笑うと歯肉が見えすぎるのがとても気になるとのことで来院されました。ＢＴＡテクニックで整えた結果、こんなに改善されました。

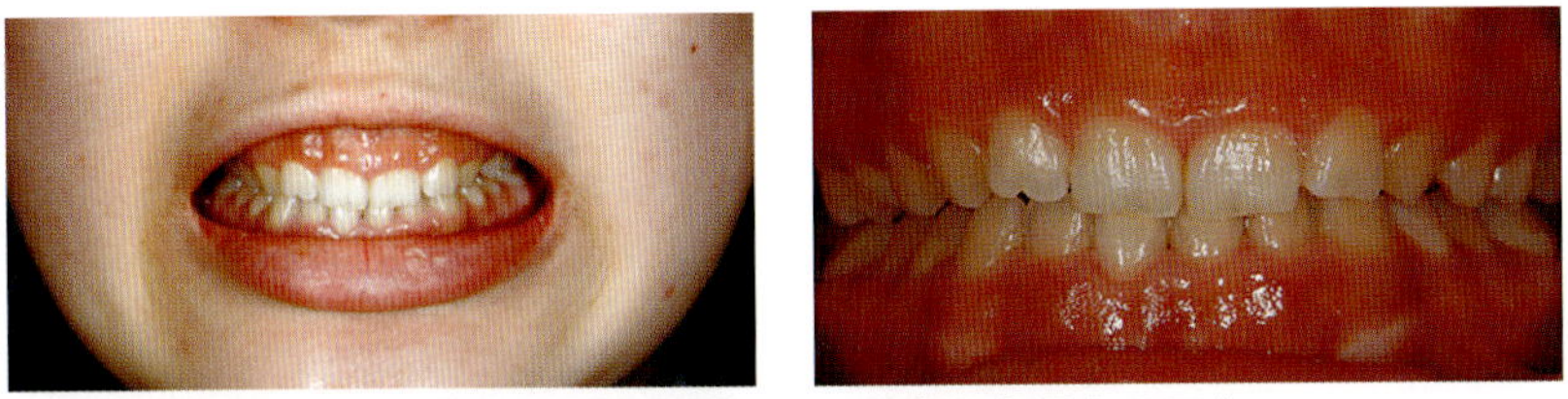

治療前の状態。歯肉が見えすぎるのが、とても気になるとのこと

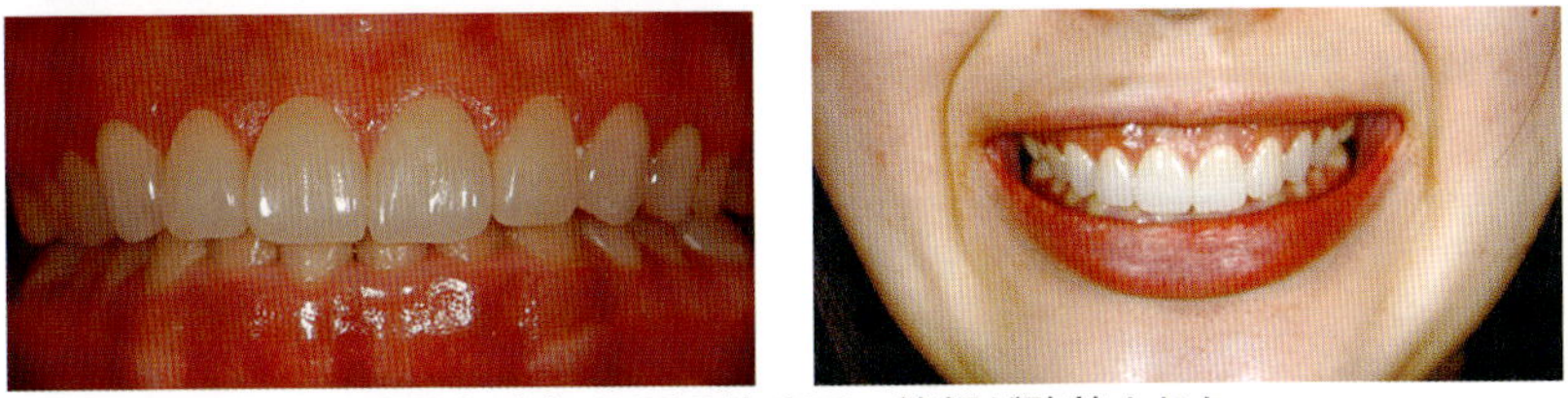

BTA テクニックによるわずか 2 回の治療で、笑顔が改善された

■歯並びと歯肉のラインをＢＴＡテクニックで整えたので、左右のバランスが良くなり、笑顔が格段に美しくなりました。

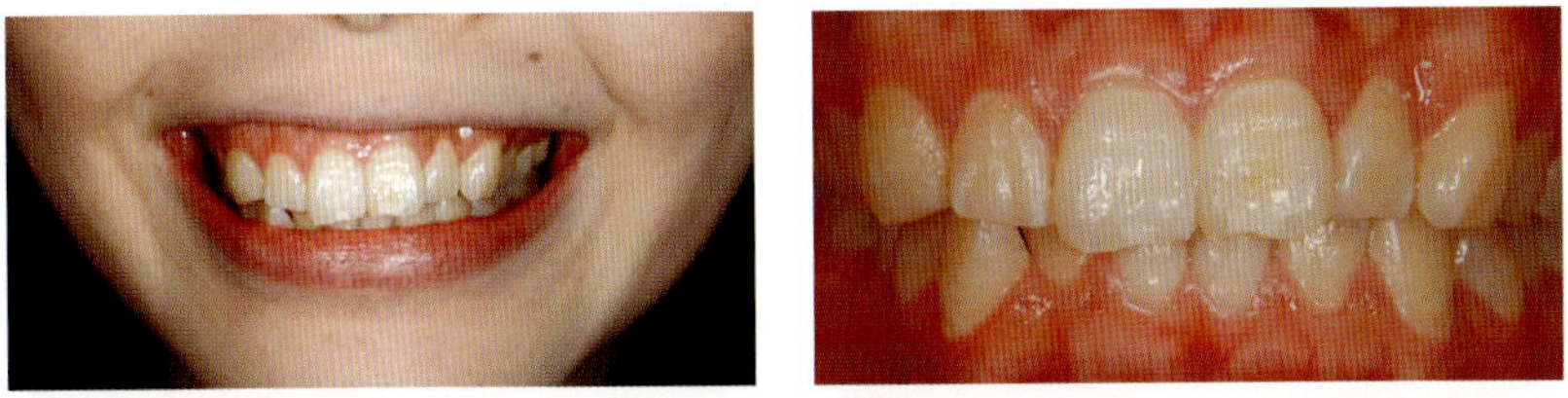

色、形、歯並びが気になる。エナメル質の表面性状も改善したいとのこと

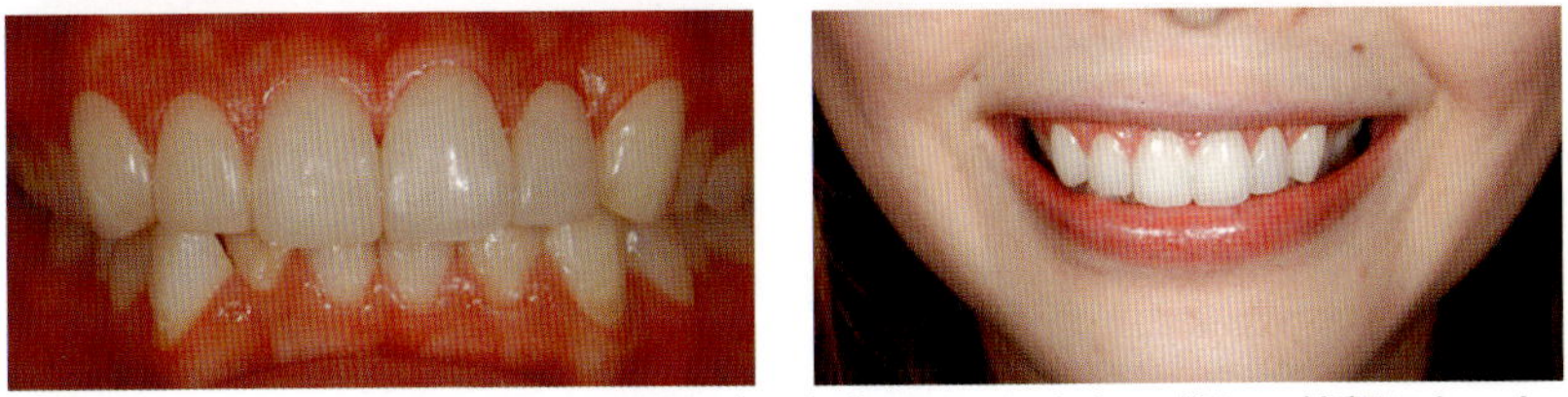

BTA テクニックで綺麗に整った歯並びと歯肉ラインになり、美しい笑顔になった

歯の隙間もラミネートベニアで自然な歯並びに

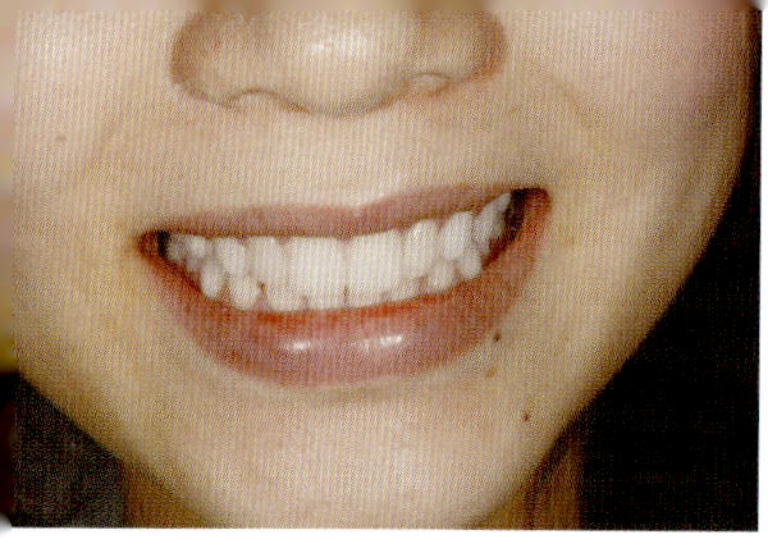

■歯の隙間が以前からずっと気になっていたとのこと。ラミネートベニアの治療でこんなに自然に見え、素敵な笑顔になりました。

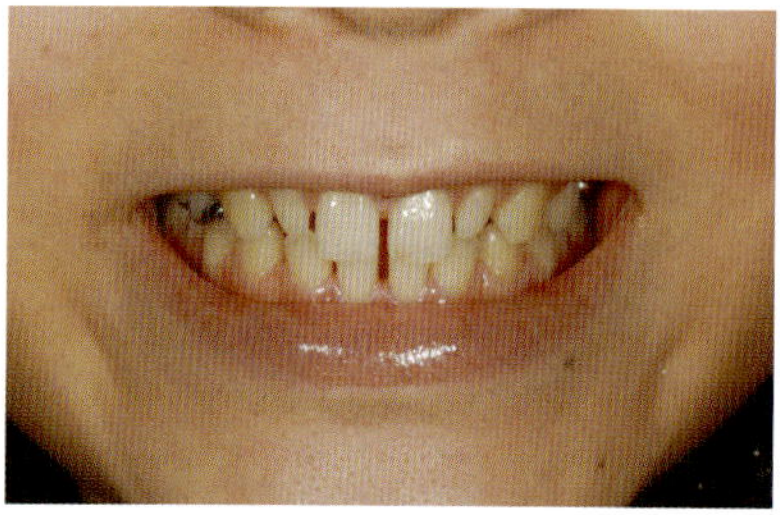

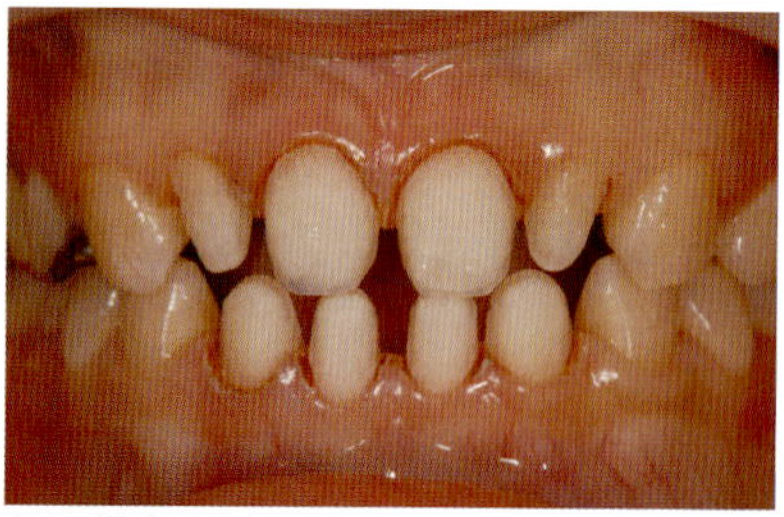

歯と歯の隙間に悩んでいた治療前（左）。上の前歯４本と下の前歯４本をラミネートベニアで治療するために最小限に削る。部分的な歯肉整形も行っている(右)

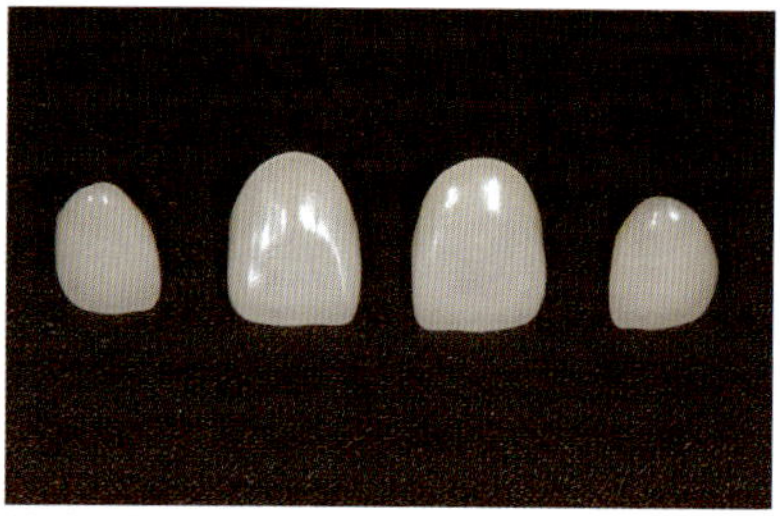

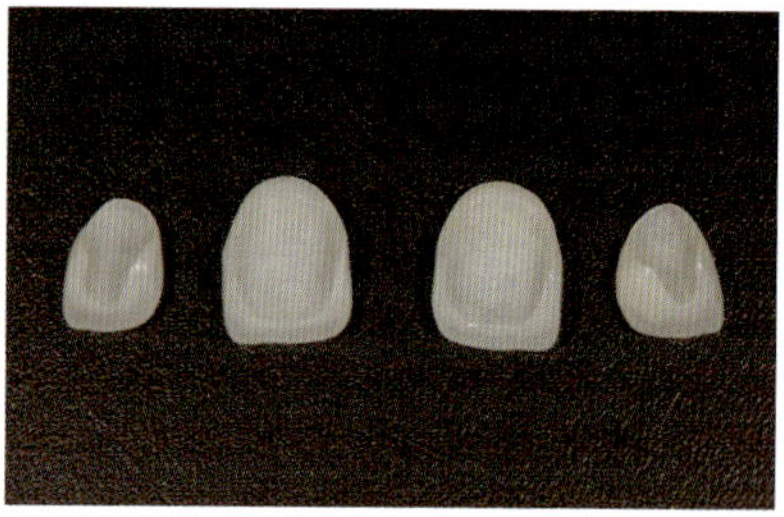

仕上がったラミネートベニア（左が表面、右は裏面）。爪の厚みほどしかないが、強力な接着剤で貼り付けると、通常 10 年以上は外れない

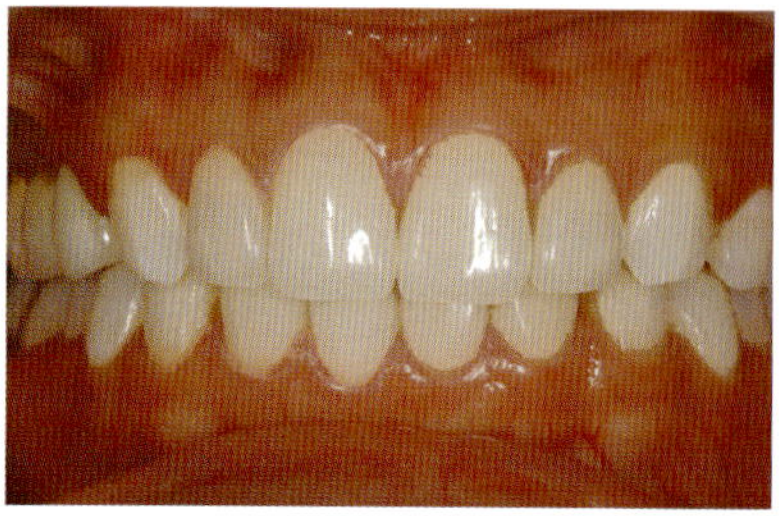

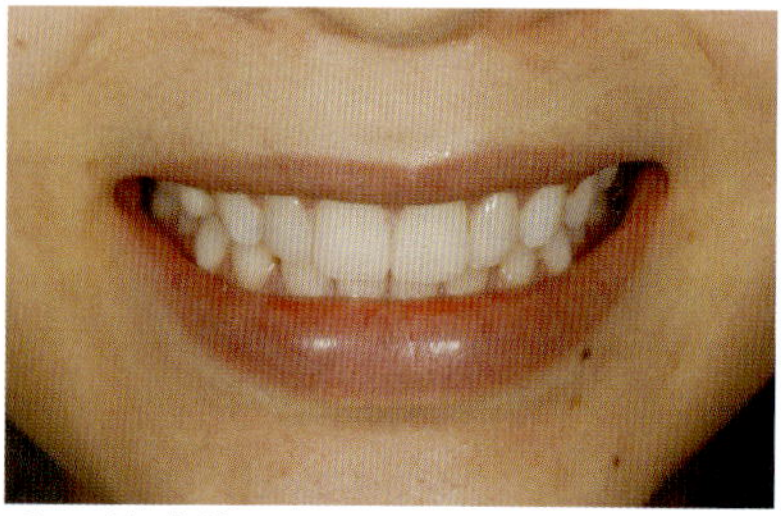

自然で綺麗な歯となり素敵な笑顔に変わった。治療後もメインテナンスの検診とクリーニングを半年に１度、受けている

透明感のあるオールセラミッククラウンで自然な美しさを

■今までにいろいろな歯科医院で何回も前歯を治しましたが、納得できなかったそうです。オールセラミッククラウンでこんなに綺麗な歯と歯肉になりました。

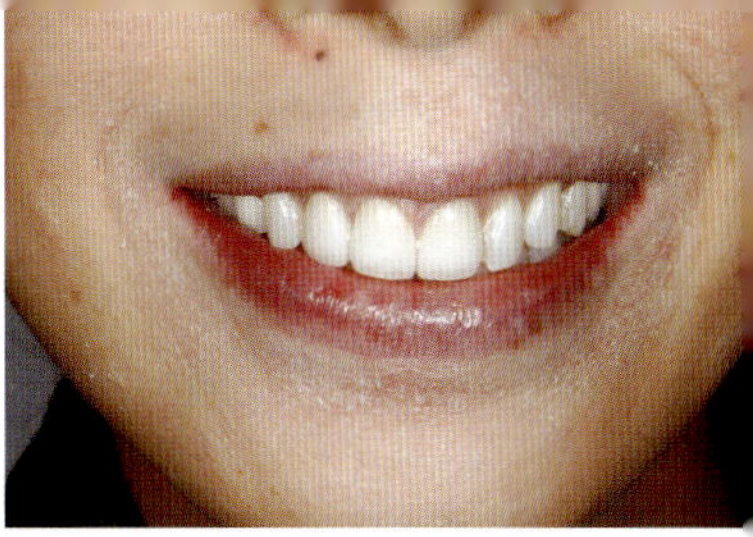

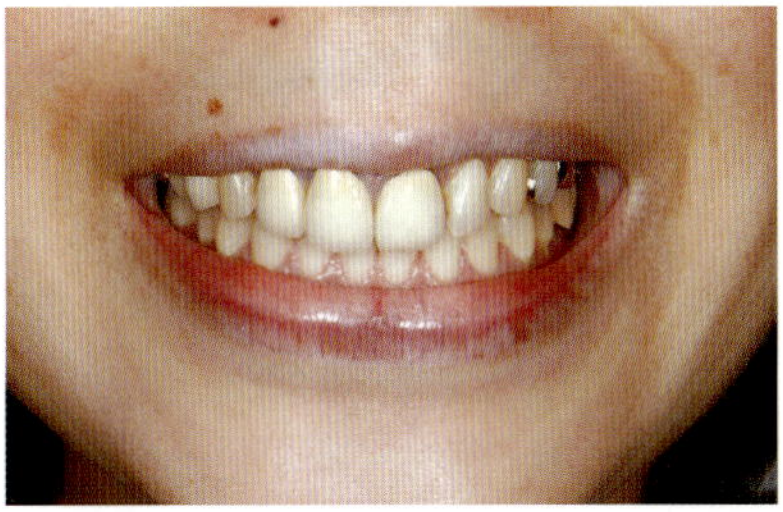

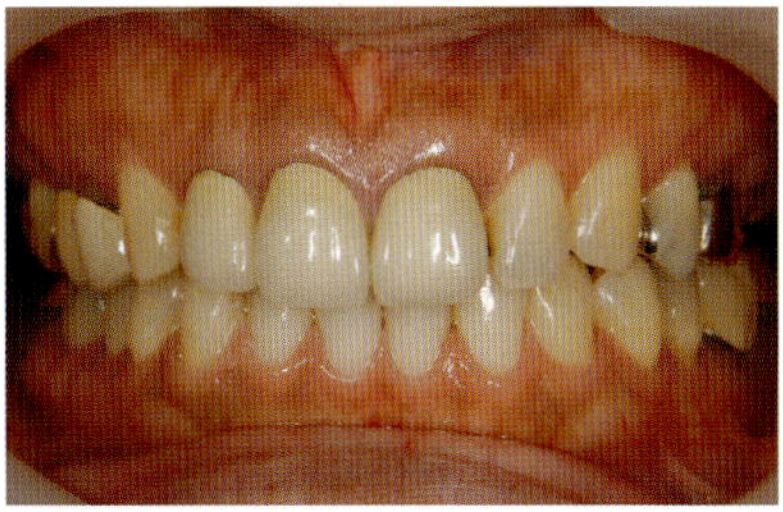

治療前の状態。前歯にはセラミッククラウン（メタルボンド）が入っているが、人工的で美しくないうえ、左上の詰め物も見た目が悪い

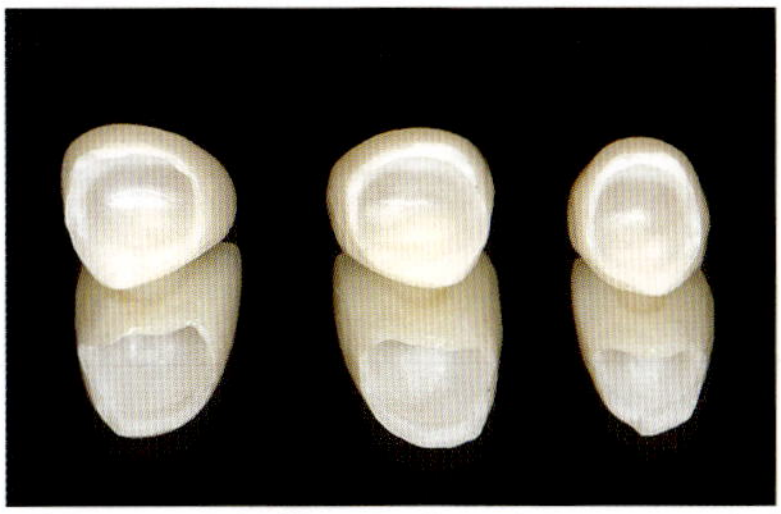

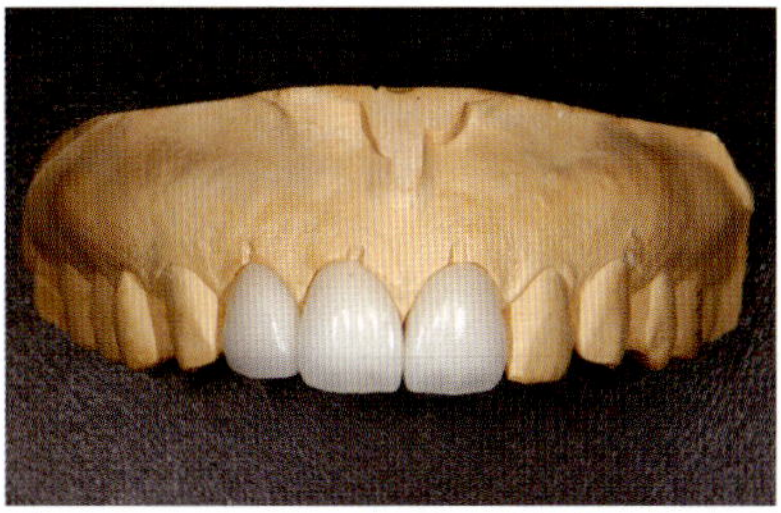

ジルコニアを使ったオールセラミッククラウン（LAVA）システムで治療。クラウンのなかにメタルが入っていないので（左）、治療前のメタルボンドに比べて透明性が高い

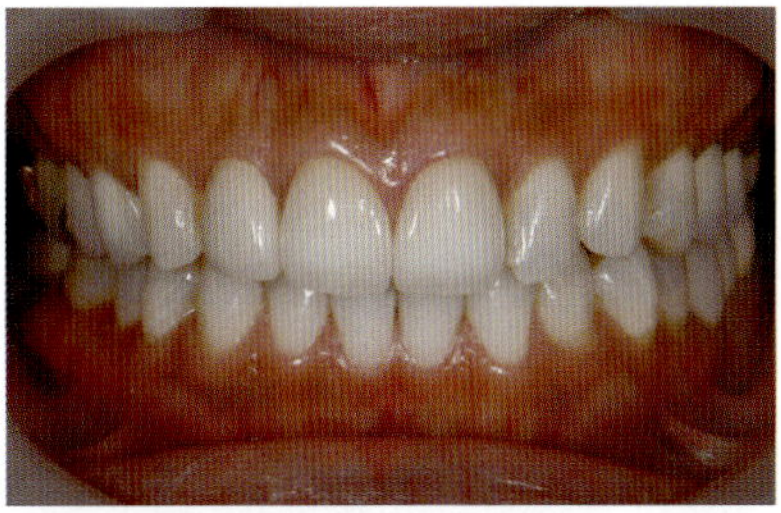

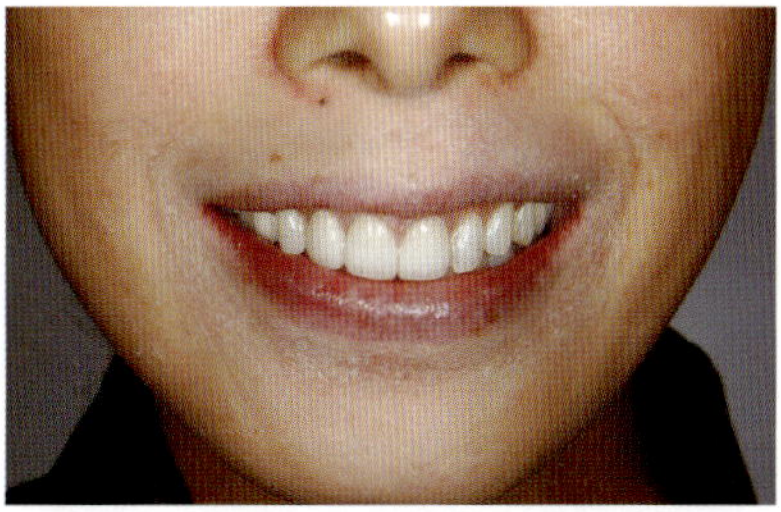

歯肉の色も光の透過性が良くなった。ジルコニアクラウンの自然な仕上がりで、明るく綺麗な歯となり素敵な笑顔に変わった

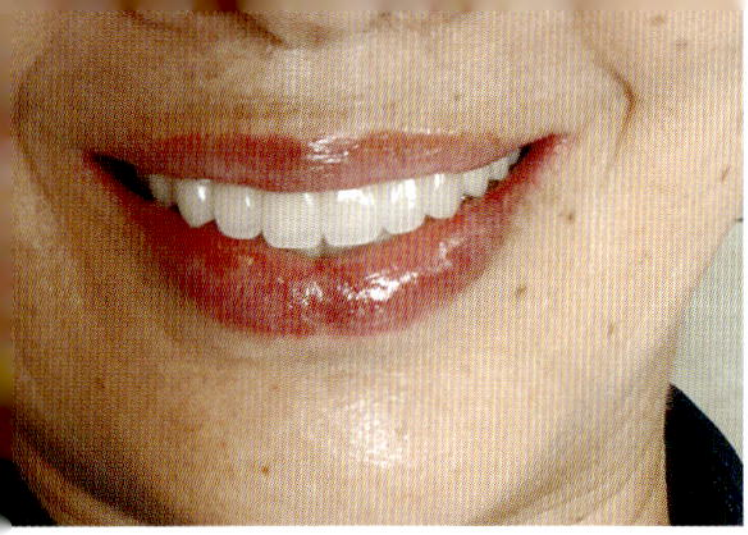

■外れやすくあまり噛めない入れ歯で長年苦労してきた方です。インプラントと審美治療の結果、自分の歯以上に白くて綺麗な歯に生まれ変わりました。何でもおいしく食べられ、食べることと笑うことが楽しく、毎日が充実しているということでした。

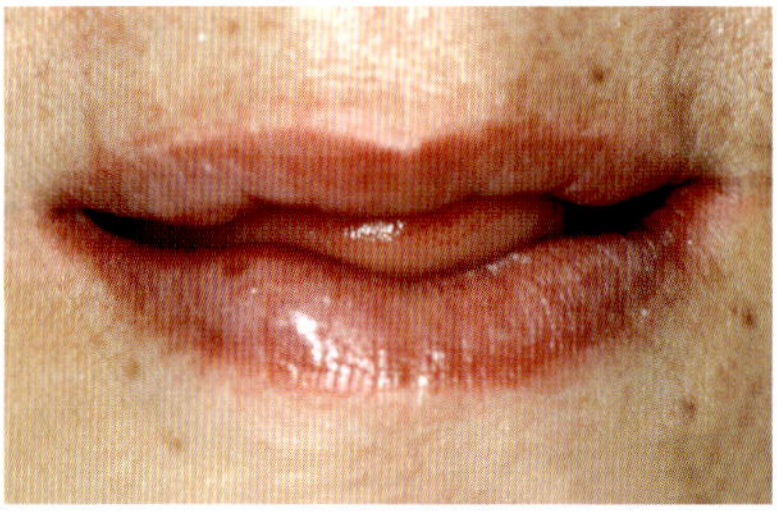

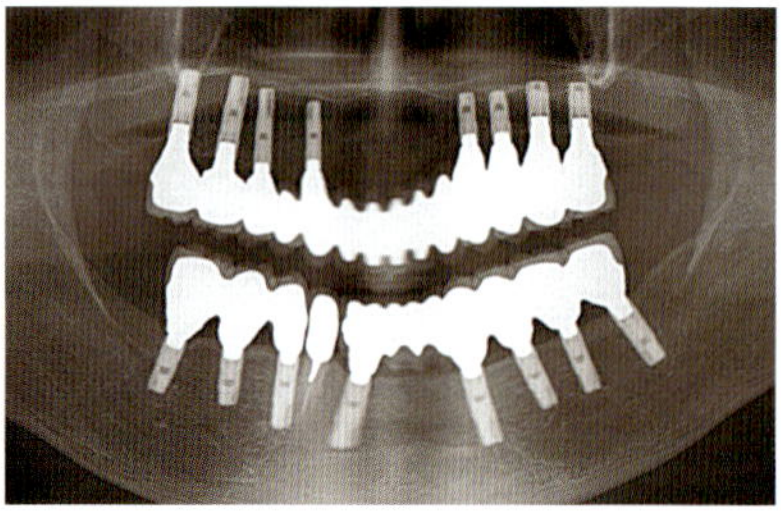

治療前の口元。歯がなく、いかにも年齢を感じさせます（左）。インプラントを植え込みセラミックを被せた状態のX - 線写真(右)

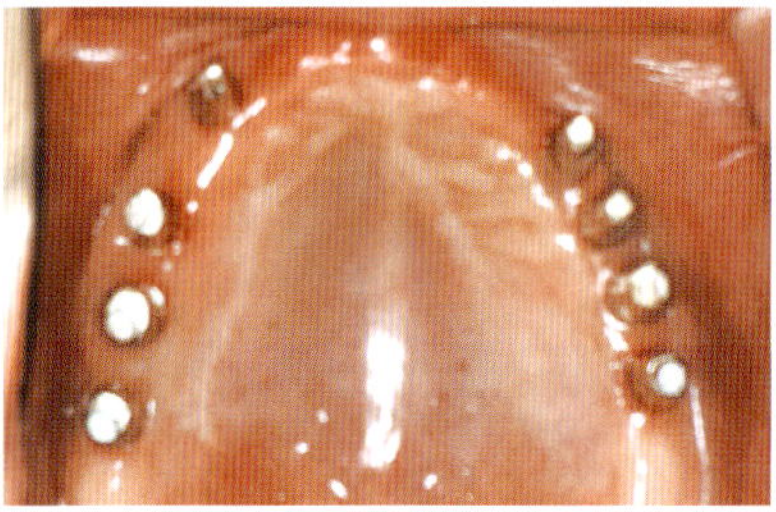

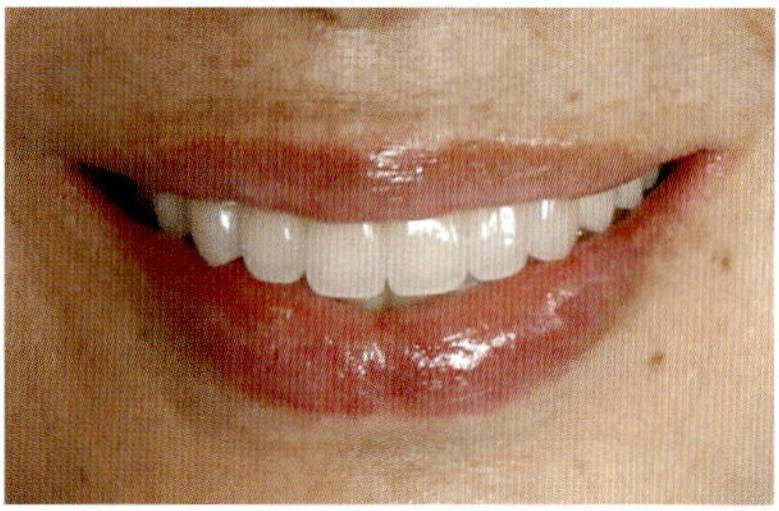

上顎にインプラントを８本植え込んだ状態（左）。インプラントやセラミックを効果的に使うと、見た目も使用感も自然で美しい口元になる

■ケガでなくした前歯も、インプラントで自然の歯と変わらないかたちと機能を取り戻せます。

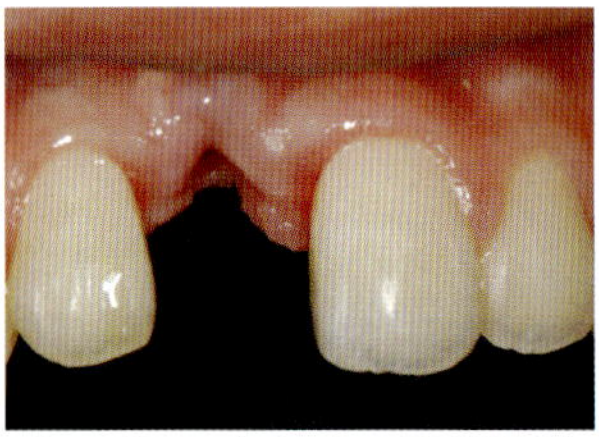

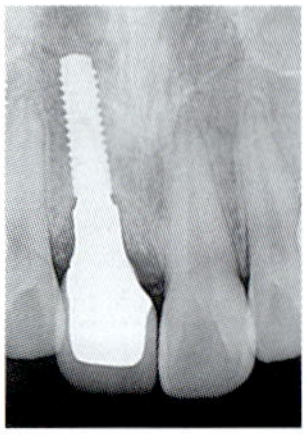

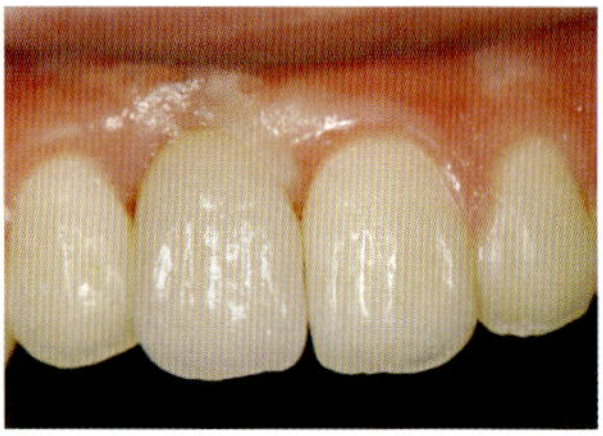

インプラントなら、歯が抜けてしまった場合でも両隣の歯を削ることなく元の歯のように再現できる（右）。インプラントとセラミックで隣の自分の歯とほとんど見分けがつかない

インプラントとオールセラミッククラウンで10歳以上若々しい口元に

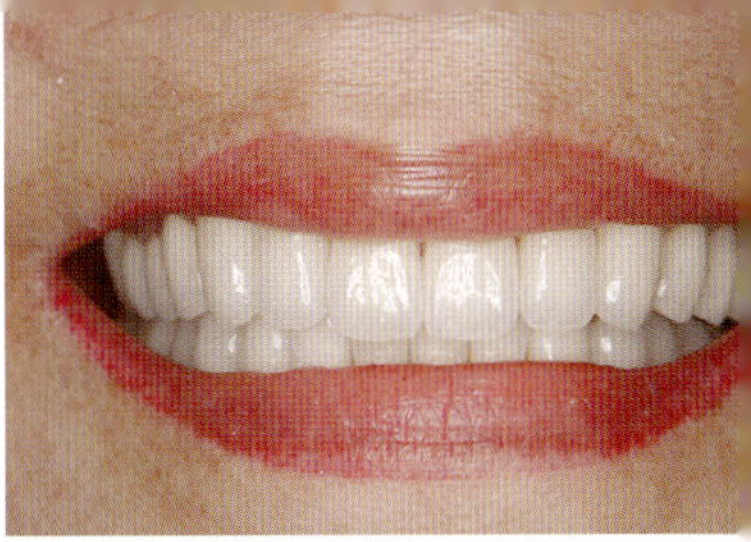

■詰め物が変色し、奥歯も抜け、歯肉もやせて、見るからに老けた口元でした。インプラントとオールセラミックによる治療で、こんなに若々しい印象になりました。

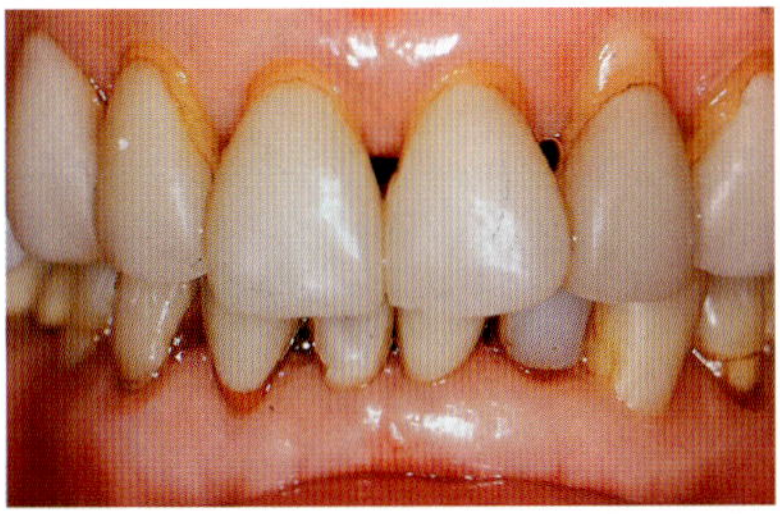

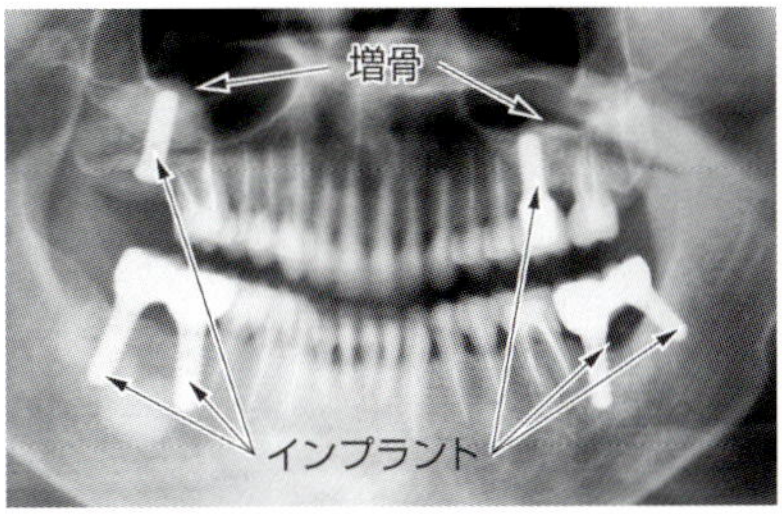

歯のすき間や詰め物の変色など見た目も悪く老けて見える治療前（左）。治療後のX - 線写真(右)。上顎は骨が少ないため増骨(サイナスリフト)を行っている

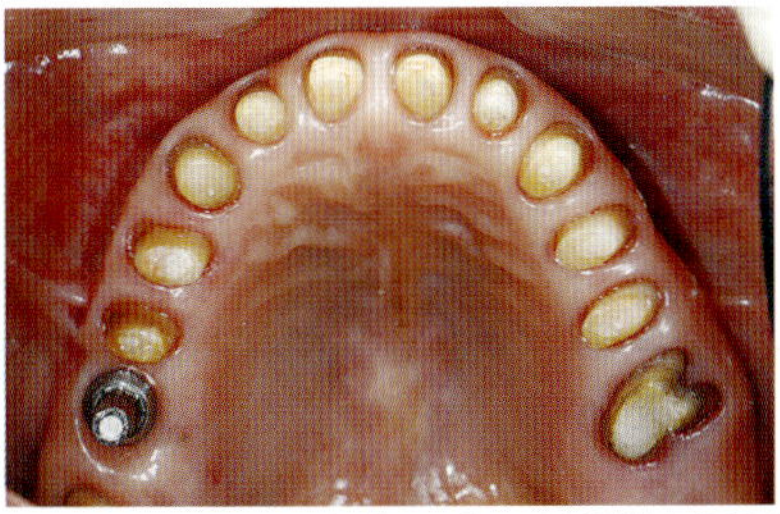

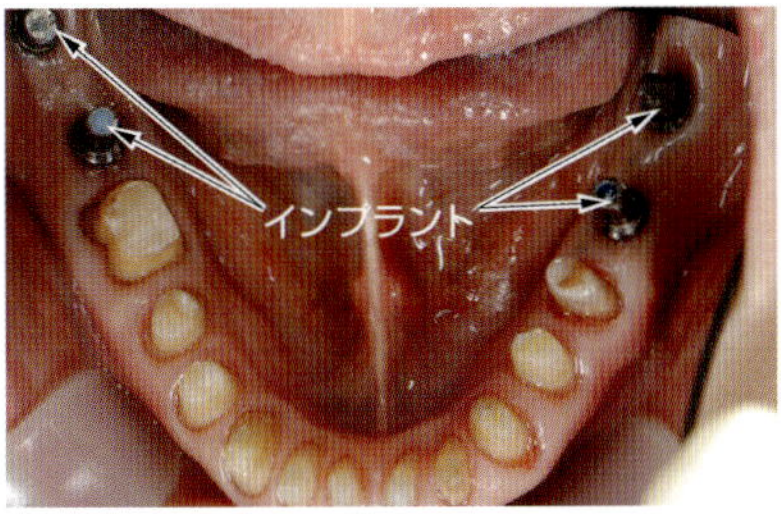

オールセラミッククラウンは透明感があり光を通すので、支えとなる歯の色も仕上がりに影響するため、神経治療後の土台もセラミックを用いている。奥歯の金属の土台は、インプラント

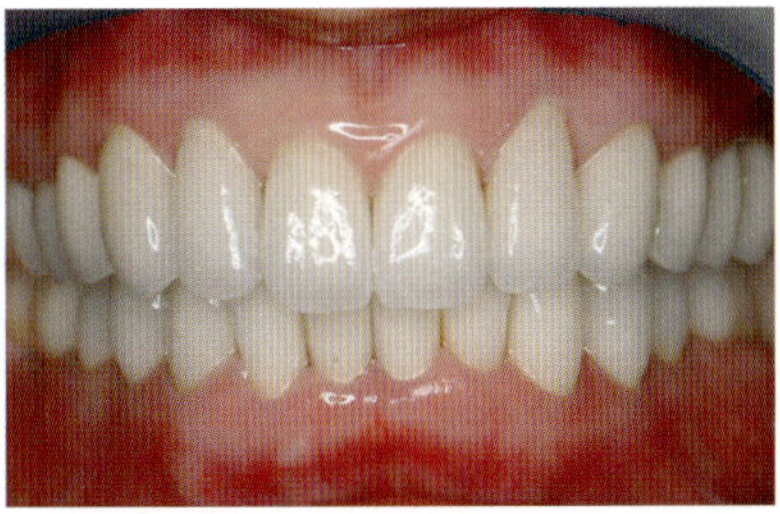

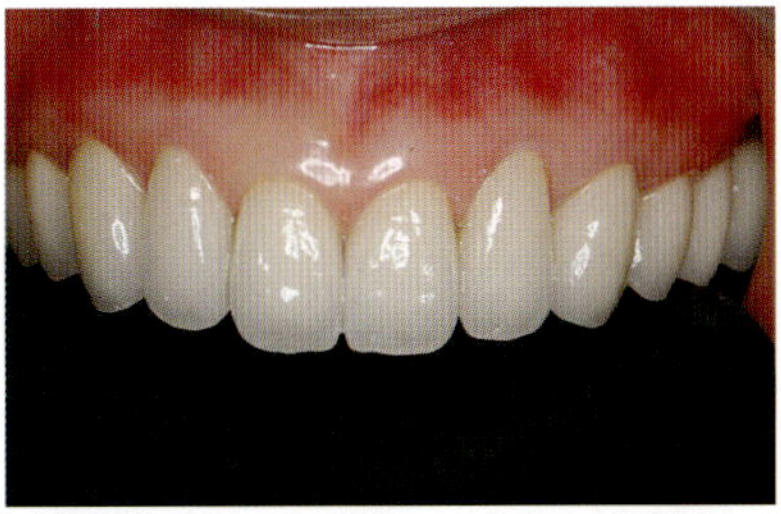

オールセラミックを被せることで、より自然な若々しい口元に。また、奥歯にインプラントが入ったため頬にハリが出て 10 歳以上若く見えるようになった

ホームホワイトニングで重度の変色も改善

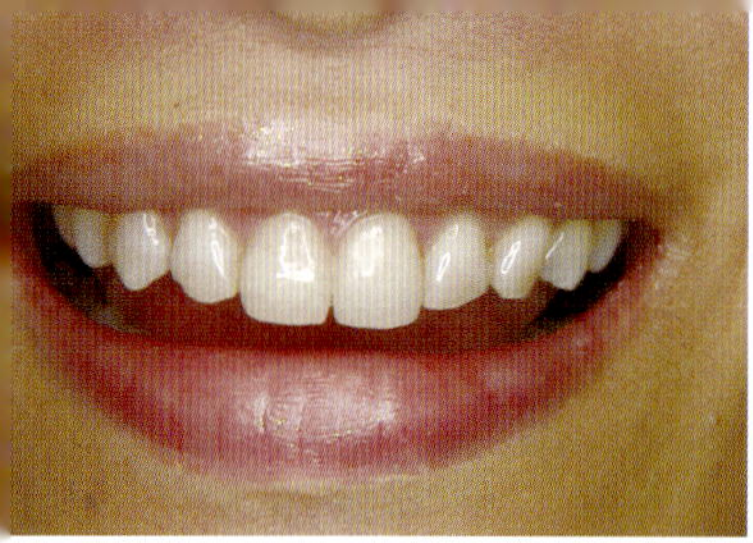

■子供のころから歯の変色がコンプレックスだったという方。ホームホワイトニングは時間がかかりましたが、最終的に２本の前歯だけラミネートベニア治療を行ない、ここまで改善できました。

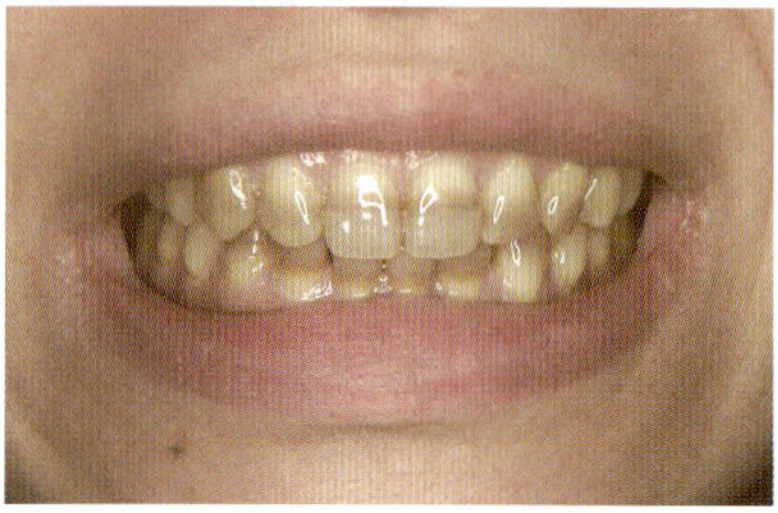

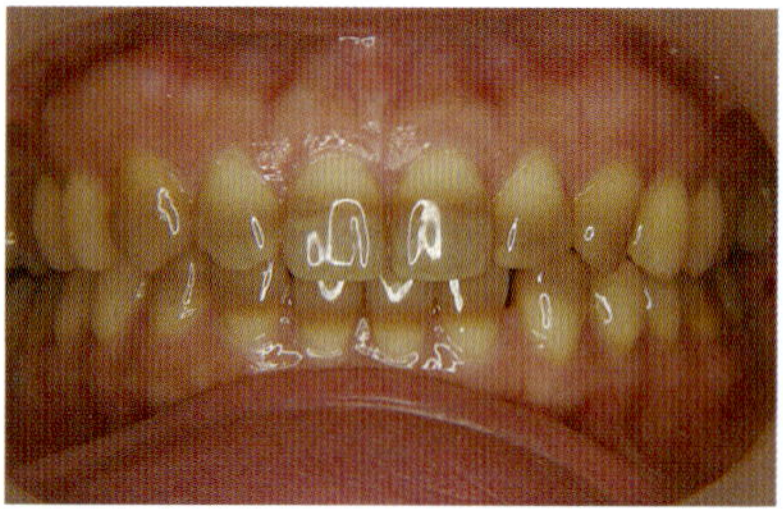

治療前。薬剤による重度の変色があり、縞模様もかなり濃い部分がある

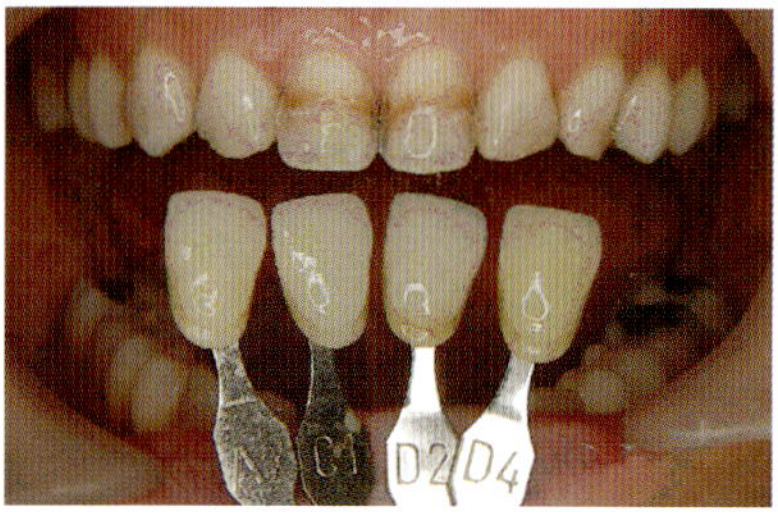

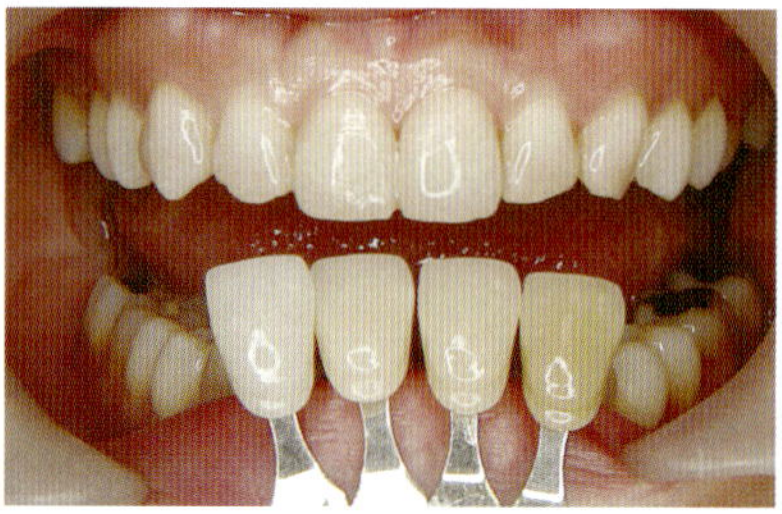

ホームホワイトニングを８カ月行ったが、上の前歯２本の縞模様が消えないため、表面を約0.5ミリ削ってラミネートベニアで治療を行った。下の歯の縞模様は、あまり目立つことはないので、そのままにした

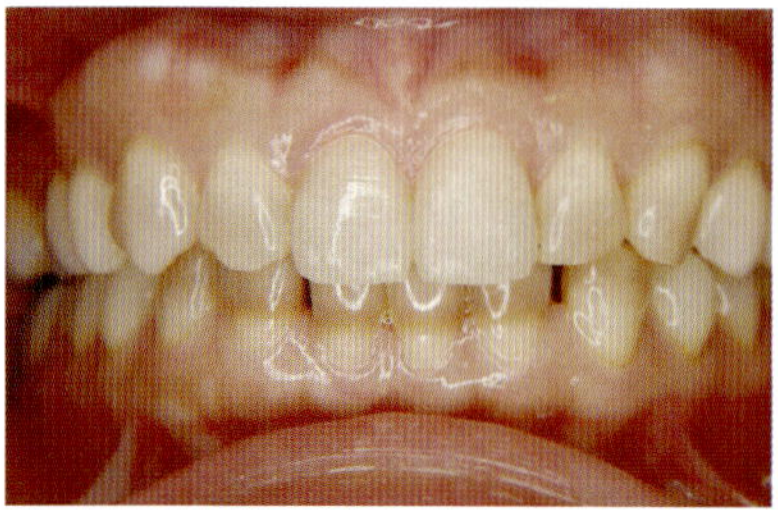

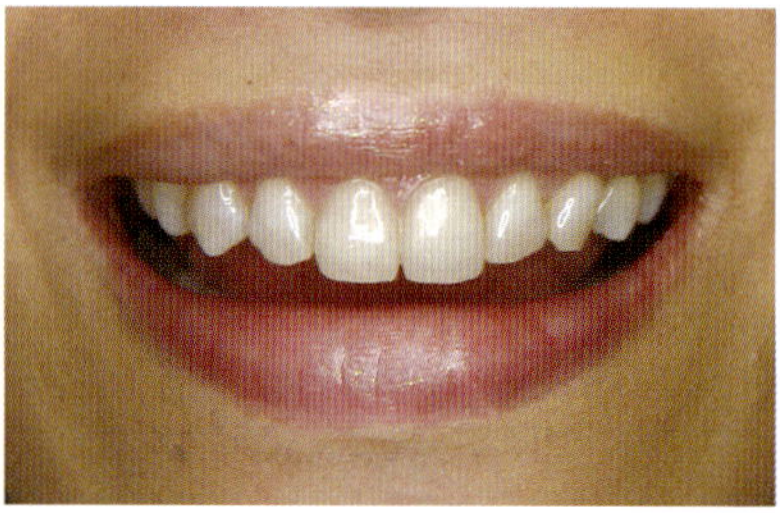

期間はかかったが、ホームホワイトニングによってほとんど自分の歯のままで（前歯２本だけがラミネートベニア）悩みを解決でき、笑顔は大きく変わった

はじめに

現在、審美歯科は世界的に認知されるとともに、社会的にも大きな貢献をとげています。一昔前、「芸能人は、歯が命！」というコマーシャルが流行りましたが、芸能人に限らず一般の方にとっても、「歯は命！」であり、審美歯科はすべての方々にとって価値のあるものです。

もともと欧米では、歯に対する美意識が高く、歯を本当に大切にしてきました。そのような社会的背景のもと、審美歯科は主にアメリカで新しい治療法が開発されてきました。

審美歯科の花形であるラミネートベニア（歯の付け爪）は、１９２０年代に、ハリウッドの映画スターたちが歯を綺麗に見せるため撮影時に仮に貼り付けていたのが始まりですが、80年代には技術がほぼ完成し、現在では一般的な治療法になっています。

当初は、ちょっとした衝撃ですぐに外れてしまうのではないかと心配されていましたが、治療技術の進歩がその心配を完全に払拭しました。今では、ラミネートベニアは20年くらい外れないことがわかっています。

また、金属をまったく使用しないオールセラミッククラウンは、奥歯やブリッジに使用した場合に割れてしまうことが多かったのですが、現在はジルコニアというたいへん硬いセラミックを使用することで、格段に強度が高くなりました。

このように材質的に歯科で多く使われるセラミックも大きく進化し、熟達した歯科技工士によって、天然の歯と区別がつかないほど、美しく、丈夫な人工歯が作れるようになっています。

しかし、微笑んだときに歯が美しく見えるためには、歯そのものはもちろん、健康で美しい歯肉が不可欠です。

私は審美歯科医師として、10年以上前から歯肉のラインを整えることの重要性を感じて研究を重ねた結果、BTAテクニックを開発して素晴らしい成果をあげています。BTAテクニックについては本文で少し詳しく説明しますが、その具体的な症例は、巻頭のカラーページでお確かめになってください。

白い歯が大好きなアメリカでは、毎月50万もの人が歯科医院で「ホワイトニング」を行っているそうです。

ホワイトニングは、日本では薬事法による規制等の影響もあり10年ほど出遅れた感がありますが、徐々に実践する方が増えています。

日本歯科審美学会では、ホワイトニングコーディネーター制度を設け、すでに7000人以上の歯科衛生士がこの資格を持っています。

私も10年以上前から、ホームホワイトニングの研修会を度々開催し、多くの歯科医師、歯科衛生士にホワイトニングを教えてきました。

審美歯科では、むし歯や歯周病という病気をただ治すことにとどまることなく、一歩進んで「綺麗に治す」ということを目的として治療を行います。

さらに、「歯の見た目」に悩んでおられる方の悩みを解消し、幸せな人生を歩んでいただけるように歯を健康で綺麗にするため、審美歯科があるのです。

もう20年以上前、私が審美歯科を教えていただいたアメリカ審美歯科学会の創設者であるロナルド・ゴールドスティン先生はこう述べておられます。

「審美歯科医は、単に歯を治せばいいものではない。歯の治療を通じて、患者様を幸せにし、人生の成功者としなければならない」

まさに審美歯科の重鎮である先生の重みのある言葉ですが、この言葉を肝に銘じ、すべての患者様が人生の成功者になるよう、私たちもたゆまない努力をしていきたいと思います。

この本が、少しでも審美歯科についての知識として、皆様のお役にたてれば幸いです。

赤坂フォーラムデンタルクリニック院長・歯学博士　坪田健嗣

■目　次

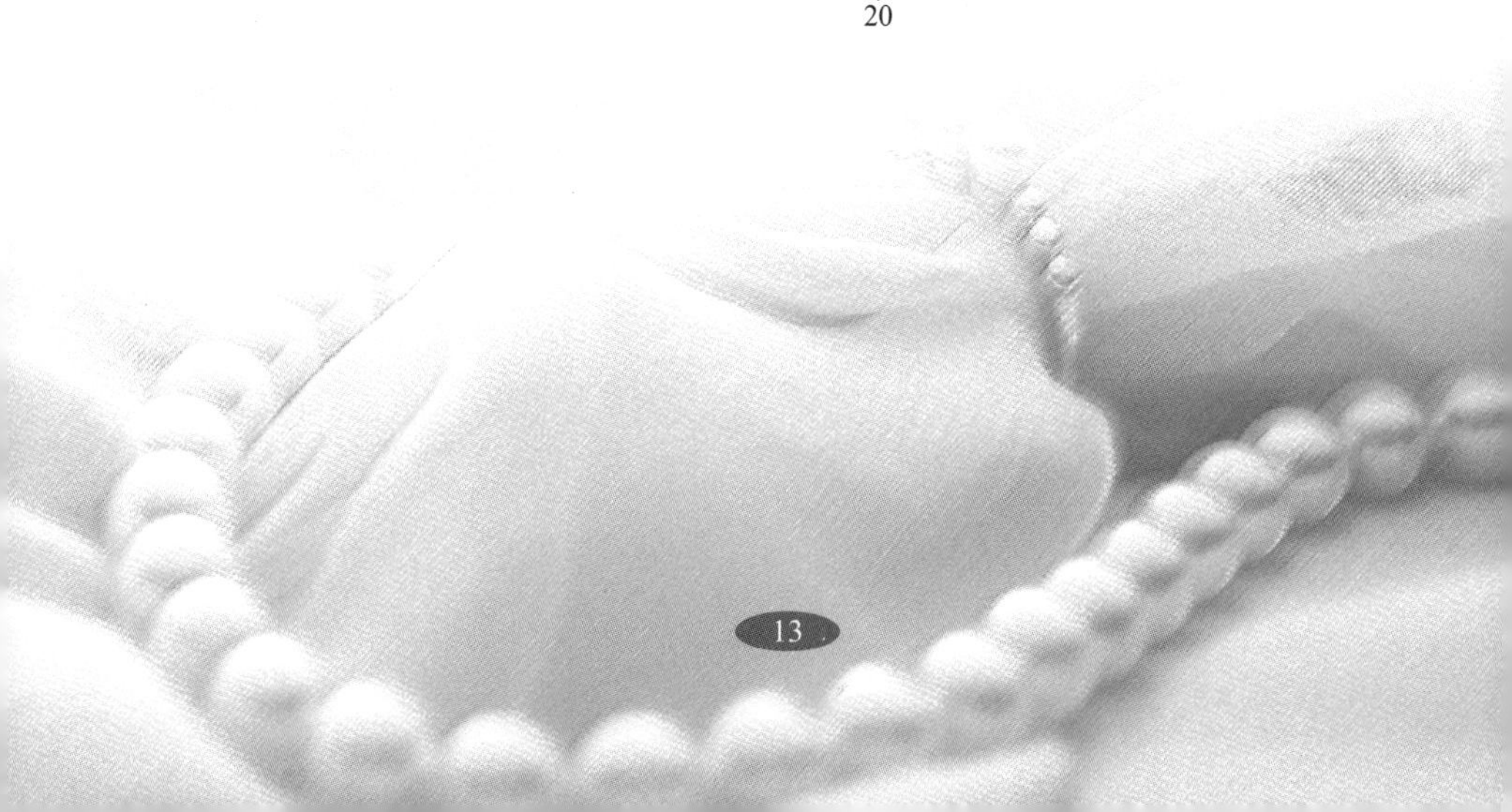

chapter
3
ここまでできる審美歯科治療

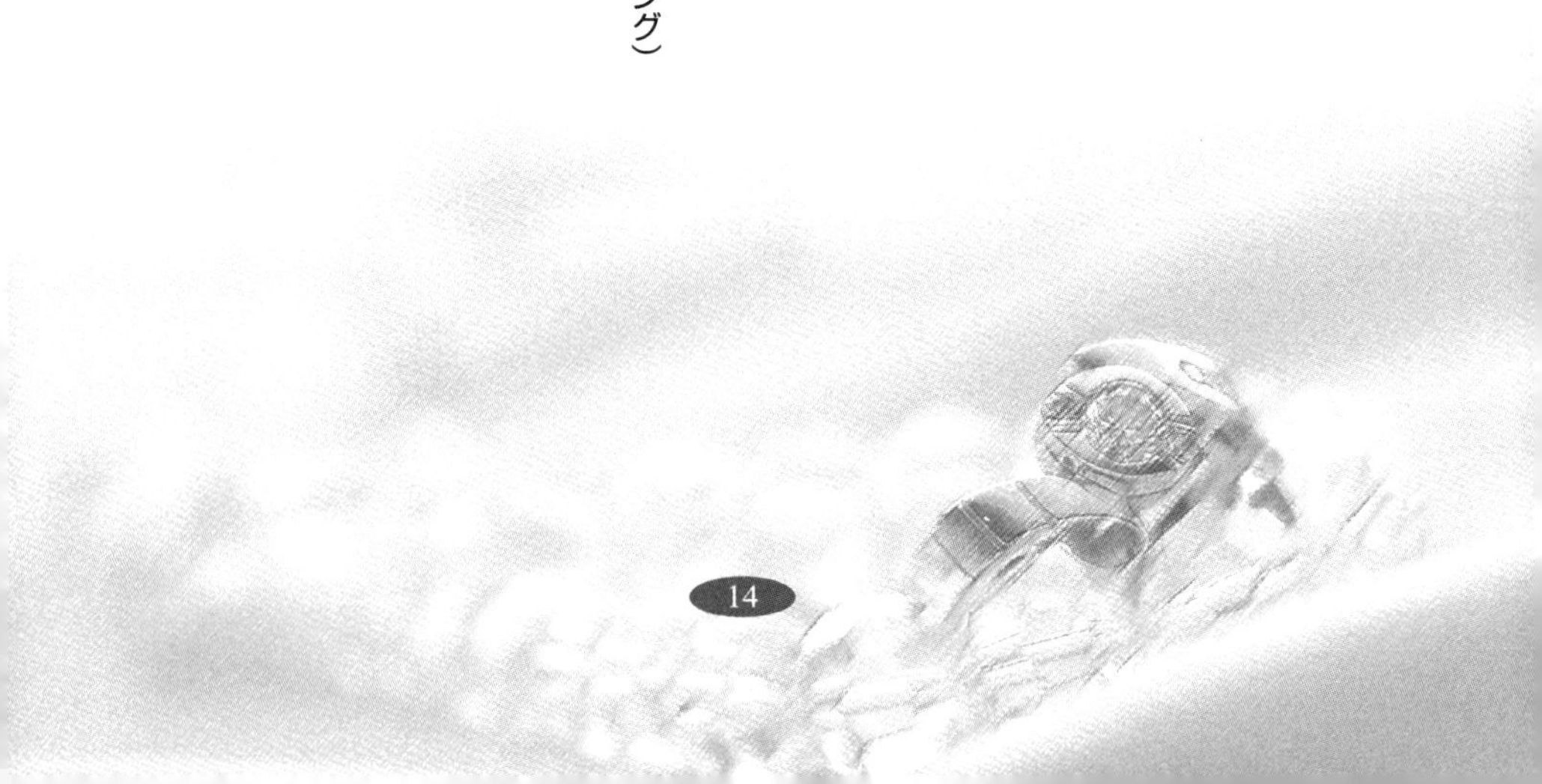

chapter 4 審美歯科治療の賢い受診法

chapter 5 最新歯科治療・インプラント

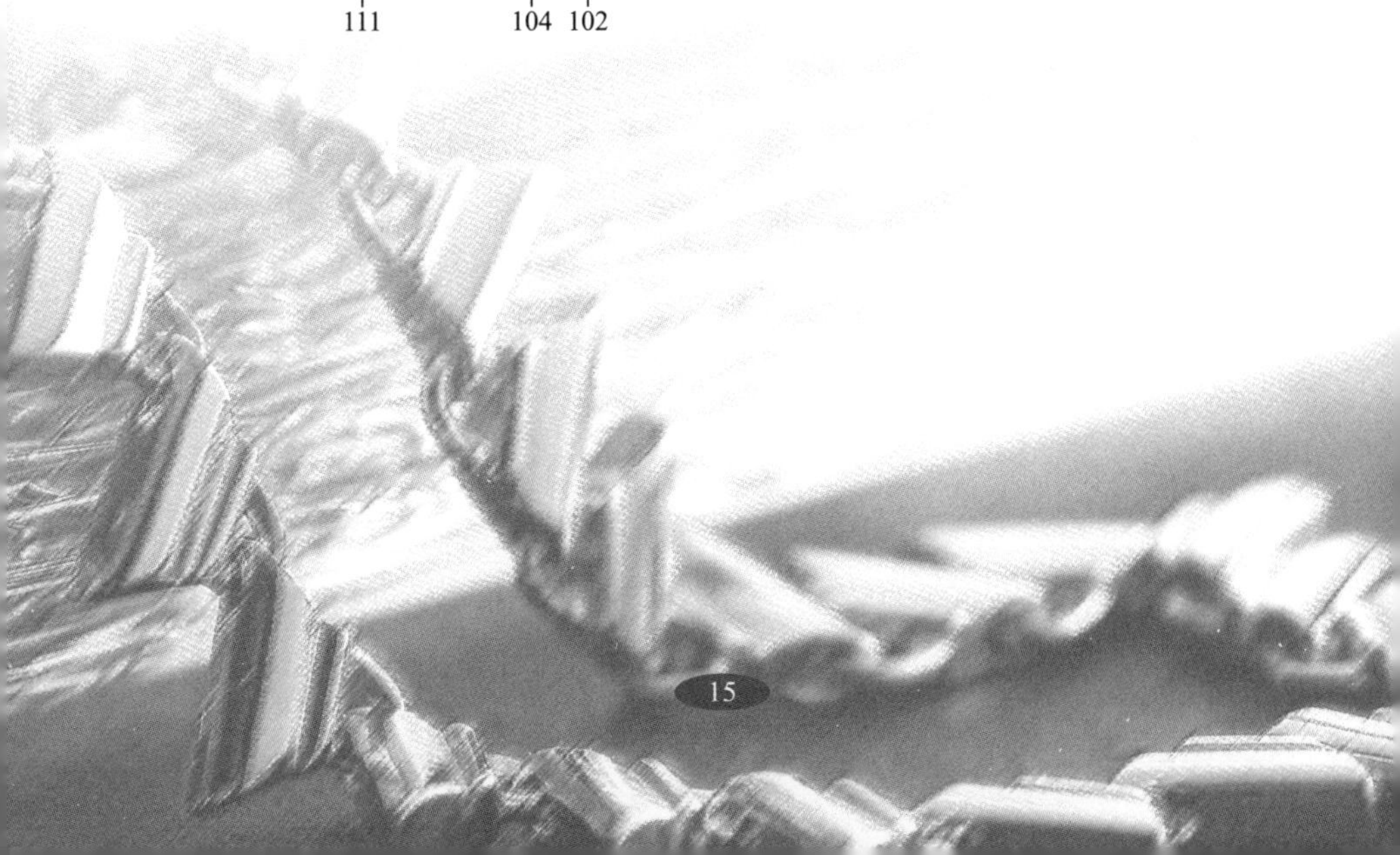

chapter
6
歯と歯肉を健康で美しく保つ予防歯科

chapter
7
審美歯科・インプラントQ＆A

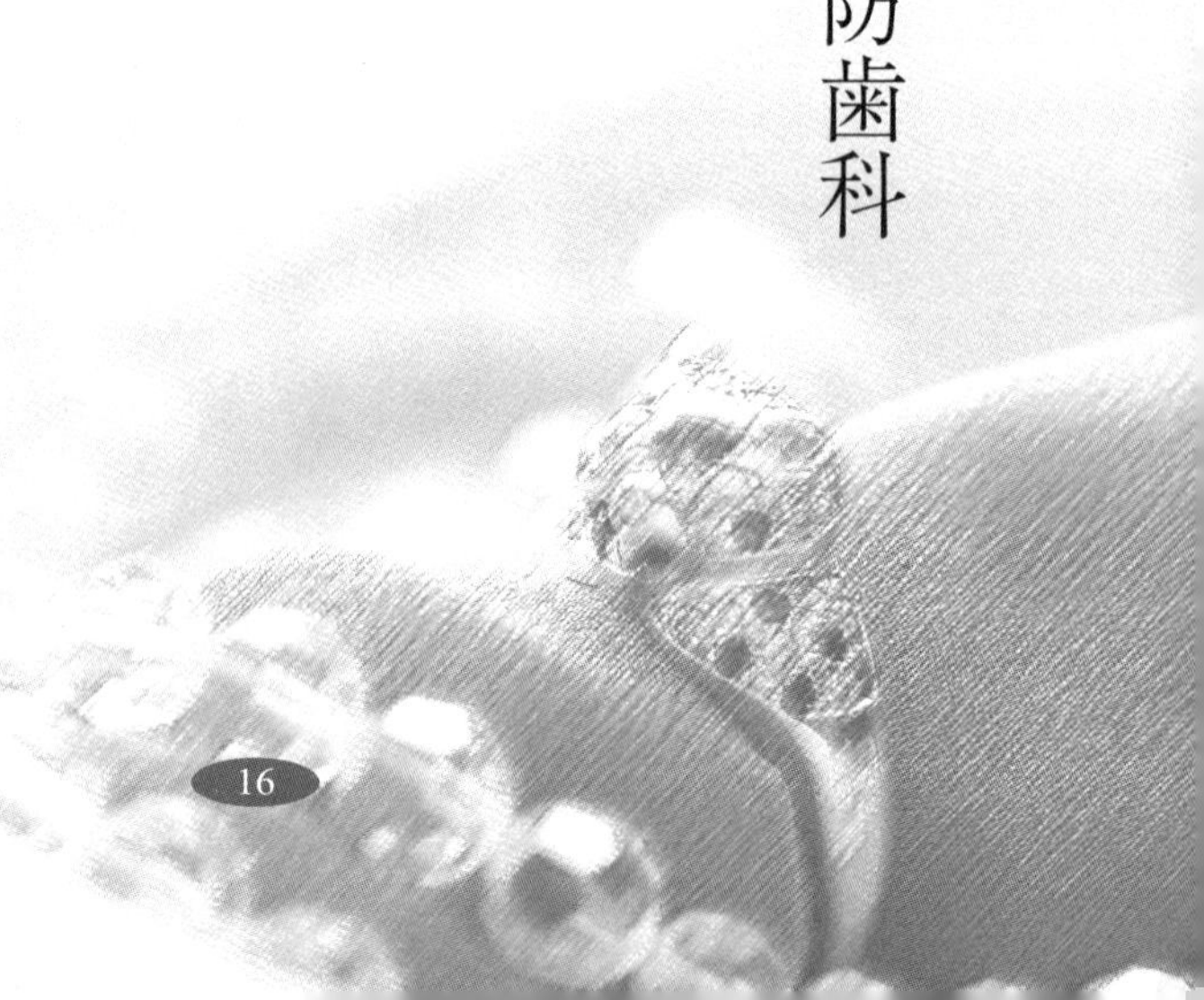

目次

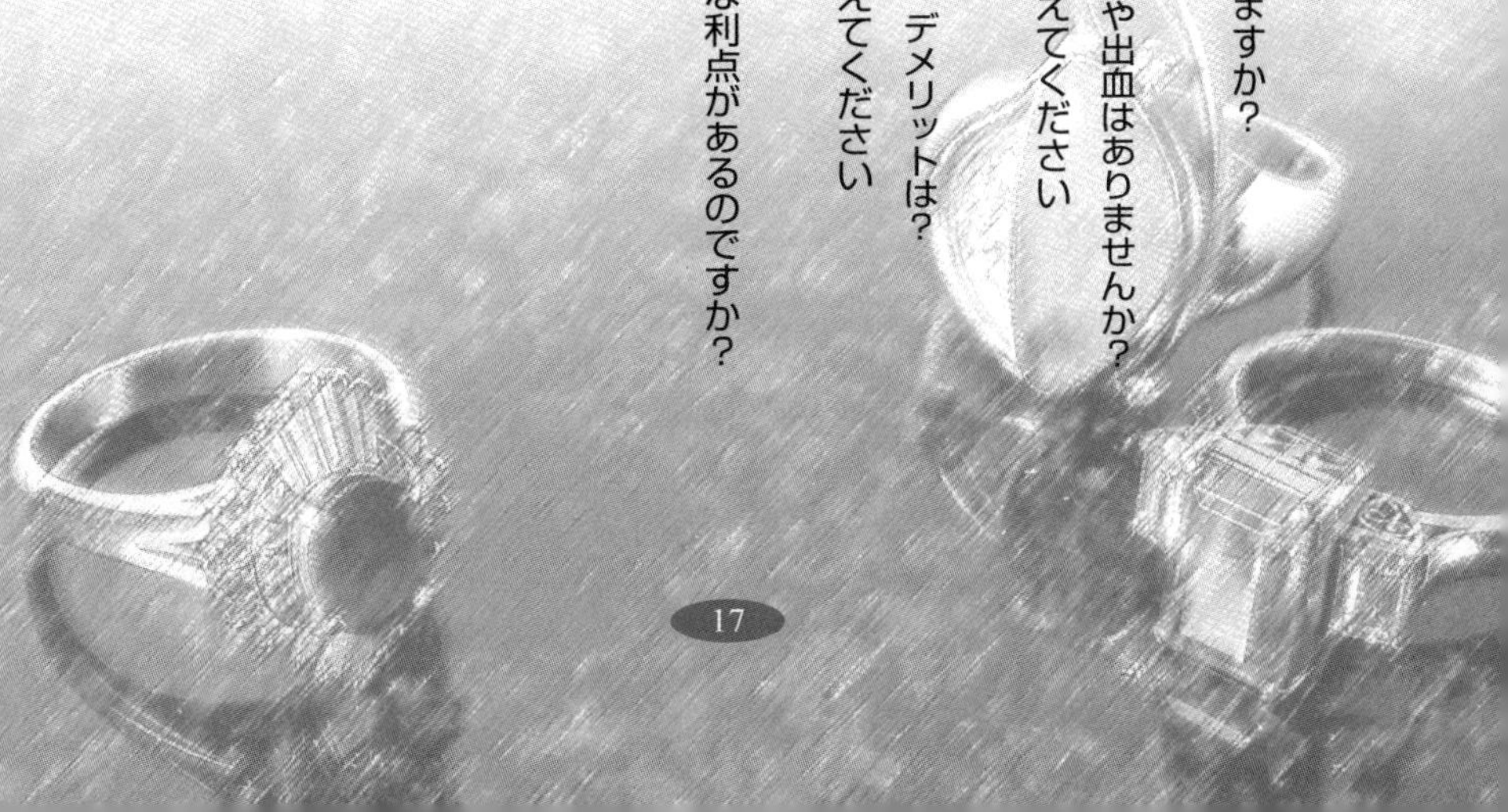

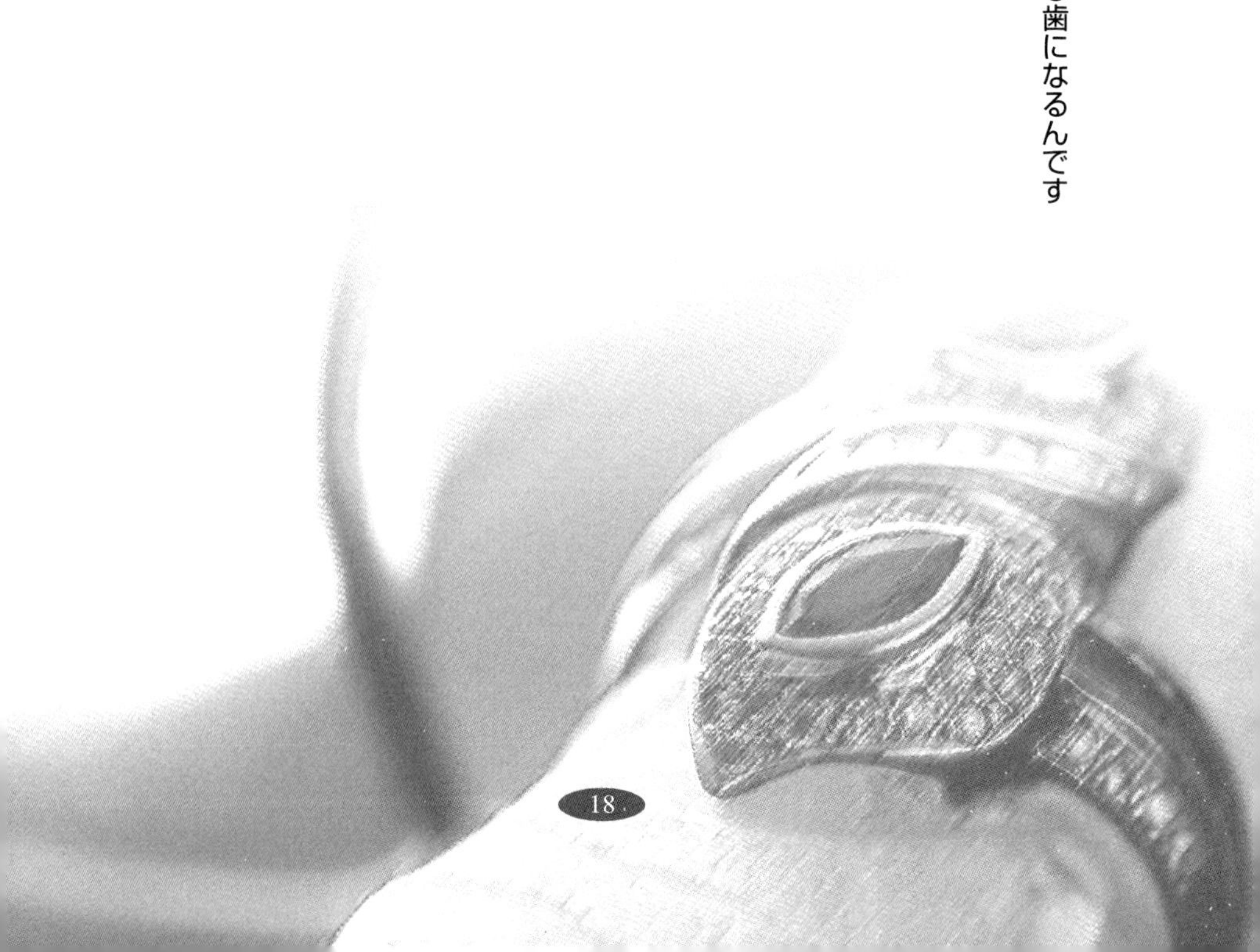

chapter 1

究極の歯科治療、《審美歯科》

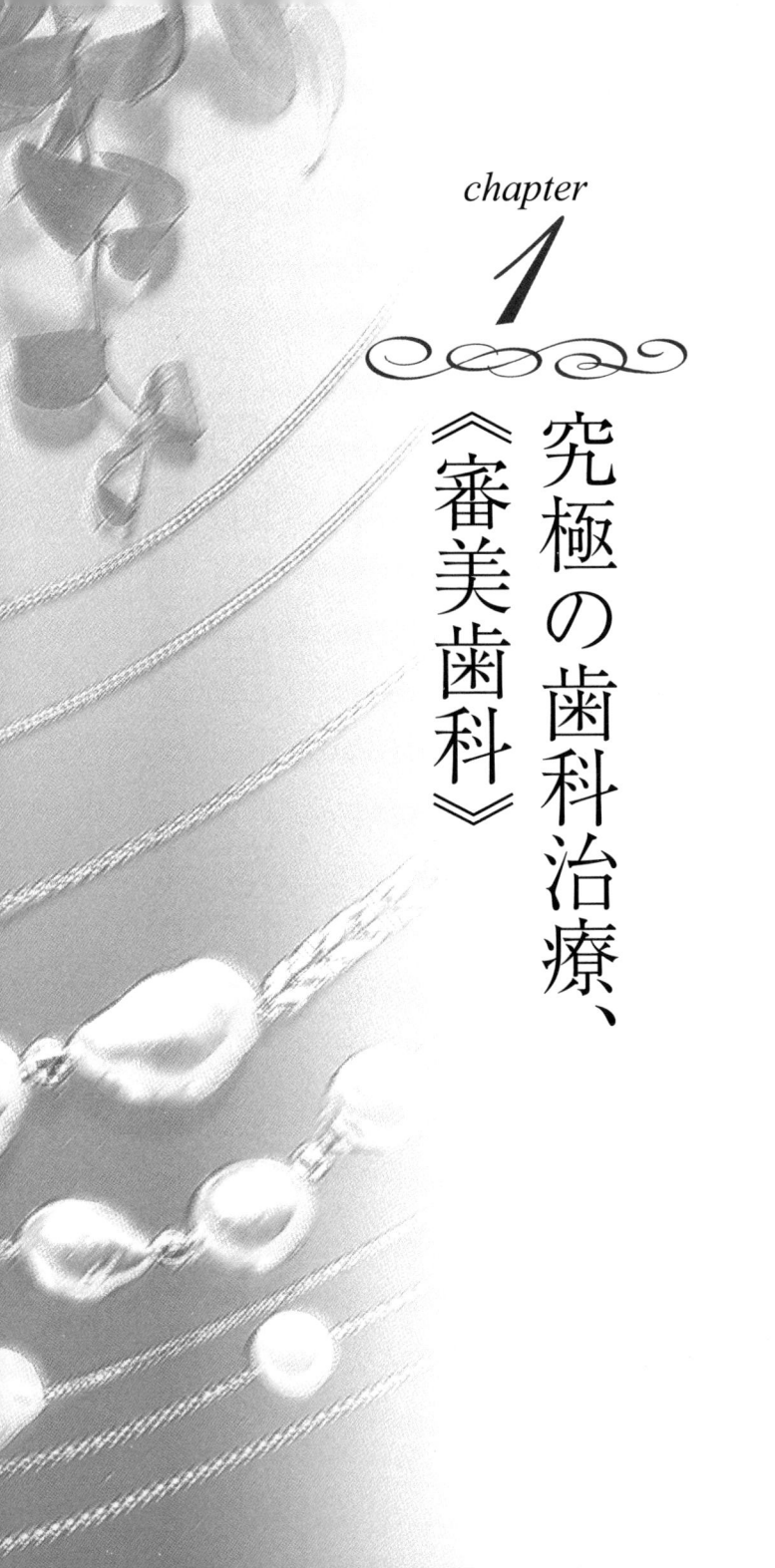

綺麗な歯にするだけで、あなたの印象はこんなに良くなる！

鏡を取り出して、笑顔を映してみてください。あなたは口元から覗くご自分の歯（歯並びや歯の色）に、自信がありますか？

もし、歯並びが悪かったり歯の色がくすんでいたりしたら、それだけであなたの印象は、悪くなっているかもしれません。逆に言うと、歯を綺麗にするとあなたを見る周りの人の印象は、ずっと良くなるのです。

アメリカで行われた調査があります。歯並びや歯の色が悪いときの顔写真と綺麗に治した後の顔写真を見せて、どのような印象を受けるか？　についてアンケートを行ったのです。その調査結果を表（次頁参照）に示しましたが、全ての項目において歯が綺麗になるとポイントが高くなっています。

平均すると、14％も印象が良くなっています。特に「活動的」では28％、「お金持ちそう」では20％、「異性にもてそう」では24％もポイントが高くなっていて、歯が人に与える印象を大きく左右することがわかります。

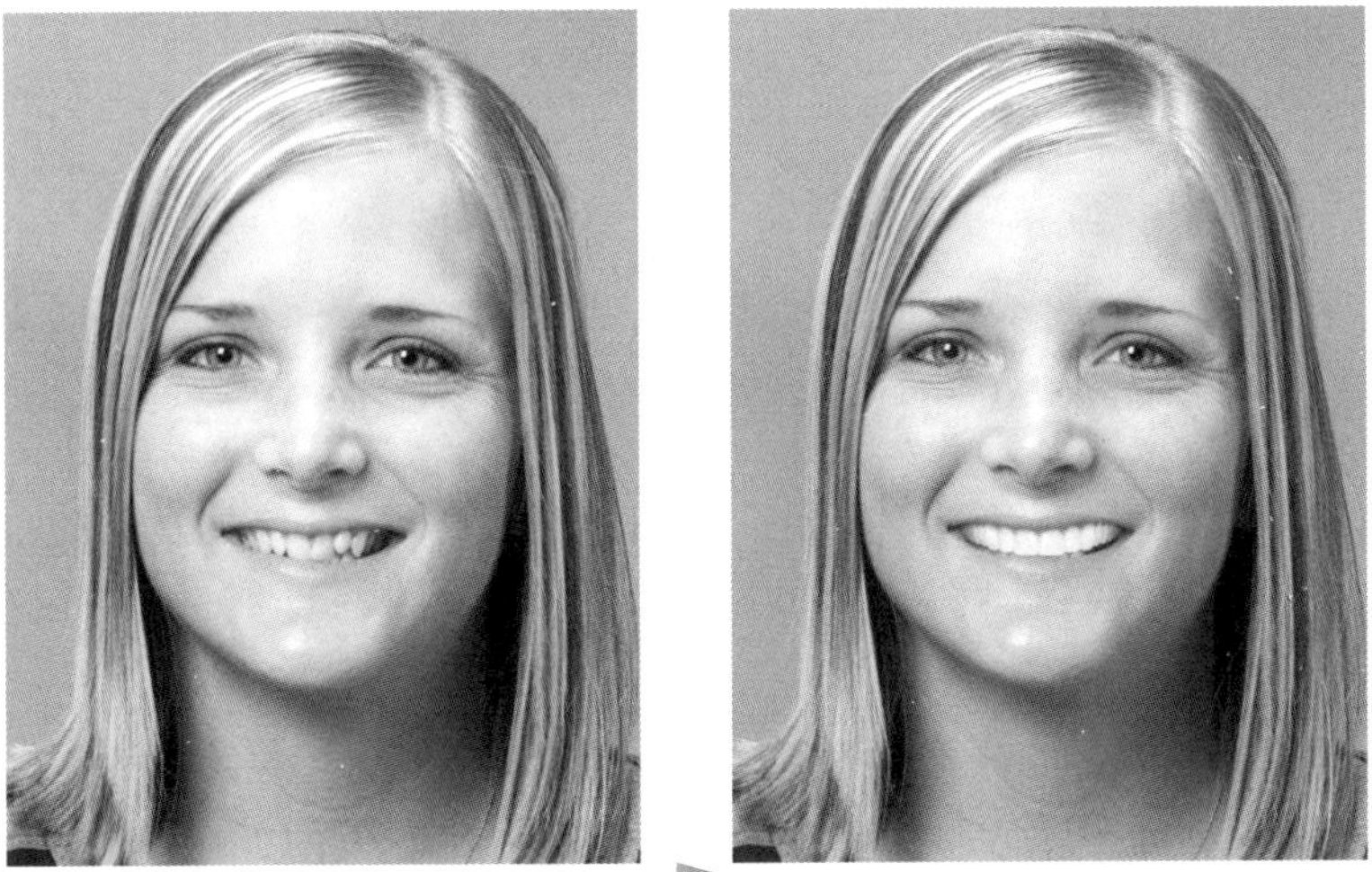

治療前　→　治療後

■歯によって人が受ける印象の違い

受けた印象	歯並びや色が悪いとき	歯が綺麗になったとき	増えたポイント
活動的	4.6	5.9	＋1.3
知性的	5.9	6.5	＋0.6
幸せそう	6.2	6.8	＋0.6
仕事で成功していそう	5.8	6.7	＋0.9
フレンドリー	6.3	6.8	＋0.5
面白そう	5.4	6.1	＋0.7
親切そう	6.0	6.4	＋0.4
お金持ちそう	4.9	5.9	＋1.0
異性にもてそう	5.0	6.2	＋1.2
気遣いができそう	5.6	6.1	＋0.5

写真提供：DenMat　AACD(American Academy of Cosmetic Dentistry)Consumer Studies

「ただ治すだけの歯科治療」から「綺麗に治す歯科治療」へ

ちょっと、想像してみてください。

あなたの前歯（1本）がむし歯になったとします。当初はそれほど痛みませんから、そのうち治療に行こうと思いながらも忙しかったり面倒だったりして、放置しているうちにすごく痛くなり、とうとうたまらなくなって歯科医院に駆け込みます。

とにかく、歯の痛みから1秒でも早く解放されたいと思うことでしょう。そして、むし歯の治療が終わって痛みがなくなると、ホッとすると同時に痛みがないことをありがたく思うはずです。

初期のむし歯なら治療も簡単だったのですが、耐えきれないほどの痛みが伴うほど進行したむし歯ですから、その部分を大きく削らなければなりません。さらに目立つ前歯ですから、削ったあとには、当然白いクラウン（冠）を被せる治療が行われます。

さて、問題はここからです。

ここで最終的に入った1本のクラウン（冠）ですが、仮にその色がくすんで汚かったり、形が周りの歯と不釣合いだったとしたらどうでしょう？　治療が終わり痛みから解放されて嬉しい反面、がっかりした気持ちになりませんか？　さらには、そのことが気になって知人や友人の前で口元を隠すようになるかもしれません。

逆に、周りの自分の歯と区別がつかないほど綺麗に治っていたら、心から嬉しく思うことができるのではないでしょうか？　これなら知人や友人の前でも大きく口を開けて笑うこともできます。

この例からもわかるように、歯科治療というものは、痛みがなくなり、噛めるようにするだけでは、決して十分とは言えないのです。

単に痛みを取って噛めるようにする「ただ治すだけの歯科治療」で終えるのではなく、症状解消と機能回復は当たり前のこととして、さらにもう一歩進んだ「綺麗に治す歯科治療（＝審美歯科治療）」でなければ、患者様に心から喜んでいただくことはできないと私たち審美歯科医師は考えているのです。

患者満足度No.1を目指す審美歯科治療

歯科治療や歯科医院に対して良いイメージを持っている方は、非常に少ないのではないでしょうか？

これは、歯科医師としてとても残念なことですが、「あのキィ～ンという音を聞くだけでイヤ！」という声に代表されるような、治療中の不快感や何回も通わなければならない面倒さを考えると、それだけで足が進まなくなってしまうのかもしれません。

しかし、審美歯科での治療には、実は嬉しいことや楽しいことがたくさん待っているのです。歯科医院に通うたびに、歯が綺麗になっていくのですから、特に女性にとっては通院が楽しく感じられることでしょう。

以前は子供のころに受けるものと思われていた矯正治療ですが、最近は、成人になってから行う方が増えてきました。成人女性は口元が美しくそして若々しくなっていく姿を見るのが嬉しいようです。少しずつ歯並びが整っていく様子を鏡で見ながら、自分の理想とする美しい口元に近づいていく過程を楽しんでおられます。

治療が終わって、治療前と治療後の写真をお見せすると、誰もがその変わりように驚かれ、「長い期間がかかっても治療して本当に良かった」という声をいただきます。

さらに、ラミネートベニアやセラミッククラウンのように、数回で綺麗な歯に変身することができる治療もあります。1回、2~3時間くらい必要ですが、患者様にお聞きしても、治療に要する時間はあまり苦にならないそうです。美しくなるための治療なのだからと多少の我慢はすんなり受け入れて、逆に通院することを楽しく感じておられるようです。

私のクリニックでは、治療の後にアンケートをとらせていただいていますが、治療後の結果については、ほぼ100%の方が「満足した」とお答えです。

なぜ、このように高い満足感を与えることができるでしょうか?

それは、患者様の理想とする歯の色や歯並びを、ゴールとして初めから目標設定しているからと言えるでしょう。

『美』というものは、実在するものではありません。元日本人大リーガーのように人工的で真っ白い歯を好む人もいれば、年相応の自然な色の歯を好む方もいらっしゃるというように、それぞれの人が感じるものなのです。

歯科医師が理想とする歯を押しつけるのではなく、患者様それぞれの希望をよく伺って、そのご要望にかなう歯を作ることが審美歯科医師の使命であり、それができて初めて患者満足度No.1と言えるのではないかと思います。

審美歯科治療で、心の底から綺麗になる

歯には食物を噛み砕くという機能だけがあるのではないことはすでに述べましたので、ここでは歯が人の精神面に及ぼす影響を考えてみましょう。

歯の色や歯並びにコンプレックスを持っている方は、無意識のうちに人前で笑ったり話すことに抵抗を感じ、不自然に口元を隠すようになったりします。

あなたの周りにもそのような方がいませんか?

問題なのは、このコンプレックスをそのままにしておくと、やがて自分に自

信が持てなくなり、性格まで暗く消極的になってしまう傾向があることです。

無意識で感じていることですから、なかなか自分ではわからないところがやっかいなのですが、もしかしたらあなたも、気がつかないうちに歯にコンプレックスを持っていて、いろいろな問題が起きているのかもしれません。

でも、大丈夫です。ご安心ください。

私は今までに、たくさんの患者様を治療してきましたが、歯が綺麗になると心までも明るく前向きになることを実感しています。

治療前は、歯のコンプレックスのせいでいつも下を向いてとても暗い表情をされていたのが、治療後には別人のように素敵な笑顔になったり、口元に自信がないため友だちに誘われても外出する気分になれなかったのに、歯を治療したあとにはオシャレをしていろいろなところに楽しく出かけるようになった女性がいます。

また、「仕事が苦痛だったのが、今では人と会うのが楽しみになった」と言う若手営業マンや、「人前で大きな口を開けて笑えることが、こんなにストレス解消になるなんて思ってもみなかったよ」と笑顔で話してくれた男性もいます。

そんなとき、私は審美歯科医師をやっていて本当に良かったと思うのです。

せっかくの人生なのですから、歯のコンプレックスで暗くなって消極的に生きるのはもったいないことです。現在の審美歯科では、かなり悪い状態であっても見違えるように綺麗に治すことが可能です。コンプレックスなんか吹き飛ばして大いに人生を楽しんでいただきたいと思います。

審美歯科は、患者様が幸せな人生を歩んで行くためのお手伝いができます。アレコレ独りで悩んでいないで、まずは審美歯科のドアを開けてみることが、あなたの人生を変える大きな一歩になるはずです。

審美治療は、歯科医療の最高到達点にある

歯科医学は、日々進歩を続けています。では、いったい何を目指して進歩をしているのでしょうか?

それは、患者様を歯科的に幸せにすることだと私は思います。

前述しましたが、単に痛みがなくなってものが噛めればよいという時代はす

でに終わりました。今では「綺麗に治す＝審美」が、最も重要なことなのです。むし歯の治療も歯周病の治療も、そして歯を失った方のための入れ歯やインプラントも同じです。最終的に綺麗に治すことを目標にして、材料や治療法の開発、改良・改善が行われてきているのです。もちろん、一人ひとりの歯科医師にとっても、綺麗に治すことをゴールとして治療にベストをつくす必要があるのは当然のことです。

すなわち審美治療は、患者様にとっても歯科医師にとっても、歯科医療の最高到達点と言っても過言ではないと思います。

このことは歯科に限ったことだけではなく、医療全般においても同じです。最終的には、『審美』が治療のゴールだと私は思っています。

たとえば、交通事故で顔に大きな外傷を受けた場合、いかに傷跡が残らないように治療できるかということは、患者様にとってはとても大事なことです。また、やむをえず腕や足を失った場合の義手や義足にも、機能の回復は当たり前のこととして、いかに自然に見えるかということが求められています。それによって使用者の心理的負担が大きく軽減するからです。

乳がんの手術にしても、全摘せずに乳房を温存できることが、心理的に女性の幸福に寄与しているのではないでしょうか。

近年、注目されているアンチエイジング医療の世界でも、いつまでも若々しく美しく見えることが、ゴールになっているものと思います。

このように医療のあらゆる分野において、痛みを取り除くことや失った器官を補うことからさらに進んで、いかに綺麗に治す(＝審美)かが求められているのです。

それは、歯科治療でも同じです。「ただ治す歯科治療」ではなく「綺麗に治す歯科治療」が最終目的です。つまり、審美治療は歯科医療における最高到達点と言えるのです。

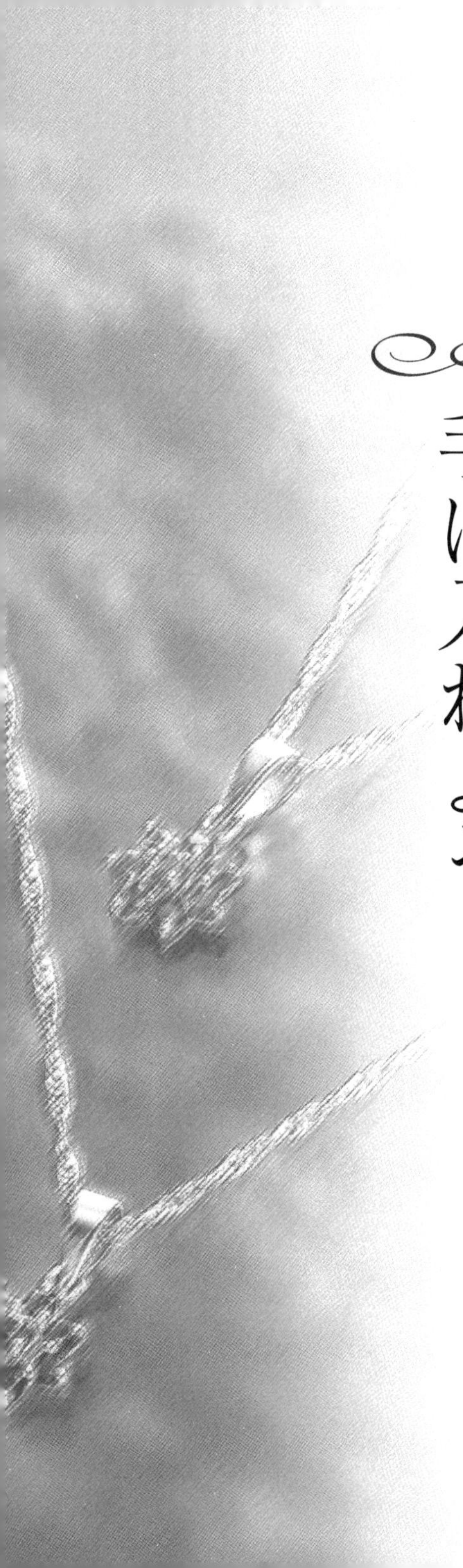

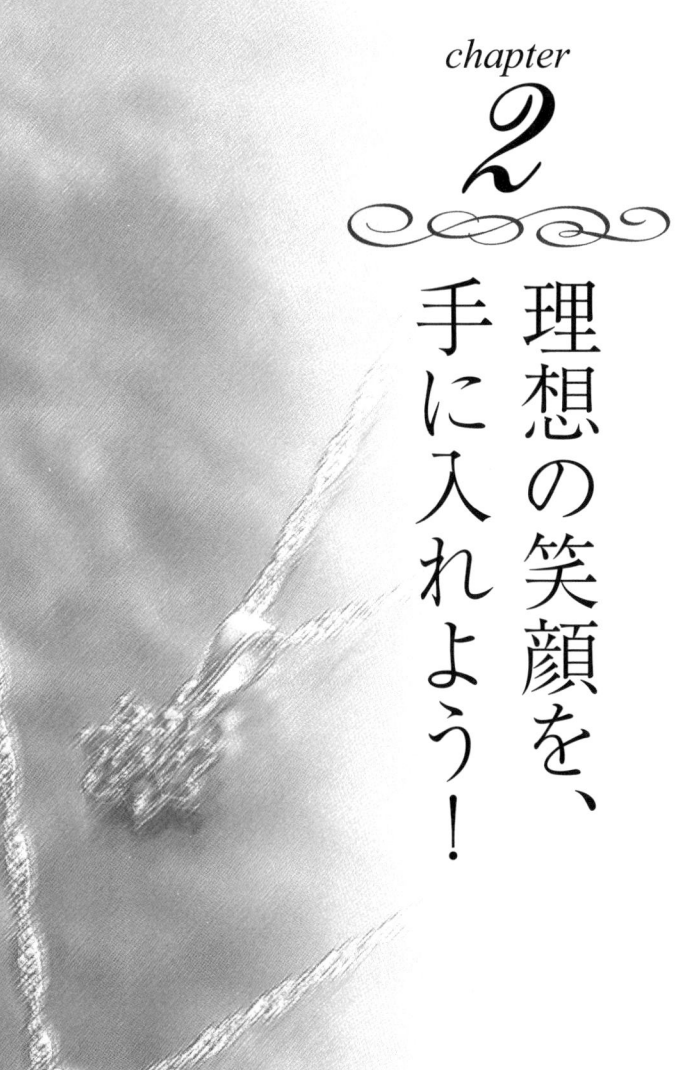

chapter
2

理想の笑顔を、手に入れよう！

歯科医が理想とする笑顔

審美歯科治療においては、患者様が希望する審美を実現しなければならないのは当然のことですが、その一方で、審美歯科医からみた理想的な笑顔というものがあります。

すべての人がこの理想の笑顔になってしまうとかえって個性がなくなり、つまらなくなってしまうのではと心配される方もおられるのですが、実際には完全に理想的な笑顔にすることは、簡単なことではありません。

なぜなら、人はそれぞれ歯や顎、唇などの大きさや形が違うからです。

「歯の大きさは変えられるじゃないか？」と思うかもしれませんが、表面的な歯の大きさは変えられても根の大きさまで変えることはできません。また、顎や唇の大きさも外科手術である程度は変えることが可能ですが、それほど簡単なことではありません。

ですから、患者様一人ひとりの顔形や個性を考えたうえで、その方にあった理想的な笑顔を目標とすることが現実的なのです。

■あなたは審美歯科治療を必要としていますか？

歯の変色や歯並びが悪くても、必ずしも審美治療が必要なわけではありませんが、あなたが自分の歯にコンプレックスがあるために笑顔に自信を持てないのなら、審美歯科が必要なのかもしれません。

1. あなたは、自分の笑顔が好きですか？
2. あなたは、写真を撮られるときに歯を見せて微笑むことが多いですか？
3. あなたは、笑うときや会話中に口元を手で隠すことがありますか？
4. あなたは、笑うときや会話中に他人の目が気になる歯がありますか？

1、2で、「いいえ」と答えた方、3、4で「はい」と答えた方は、審美歯科で相談を受けることをお勧めします。笑顔に自信を持てるようになれば、あなたの人生はより豊かで、幸福なものになるに違いありません。

■あなたのスマイルをチェック!!

鏡であなたの笑顔を分析してみましょう。「はい」の答えが多い方ほど、歯は美しく見えるはずです。

1. 口を少し開けた微笑で、前歯の先が少し（2～3ミリ）見えていますか？
2. 上の前歯２本の中心は、唇の中心、顔の中心とほぼ一致していますか？
3. 歯並びが凸凹していませんか？
4. 歯は、ほぼ左右対称で真っ直ぐにはえていますか？
5. 笑ったときに上の歯のインサイザルラインは、下唇のリップラインに沿って調和がとれていますか？（36頁図参照）
6. 歯と歯の間に、目立つ隙間がありませんか？
7. 上の歯の先は、下の歯の先に少し被っていますか？
8. 歯の色は、艶やかで白いですか？
9. 茶や黒に変色した歯がありませんか？
10. 歯の先が、削れていませんか？
11. 歯の根元が、削れて凹んでいませんか？
12. 周りの歯と色が合わない詰め物や差し歯が、入っていませんか？
13. 笑ったときに、歯肉が見えすぎていませんか？
14. 歯肉ライン（ジンジバルライン）は、美しく調和がとれていますか？（36頁参照）
15. 歯肉が赤く腫れていたり、黒ずんだりしていませんか？

ところで、一般的に美しい比率の代表として、よく黄金分割比があげられます。美術の時間に習ったことがあるので、ご存知の方も多いでしょう。

ミケランジェロの彫刻やレオナルド・ダ・ヴィンチの絵画などの芸術品、さらにはピラミッドやパルテノン神殿などの歴史的建造物、その他にも私たちの身近にあるものでは、名刺やトランプの縦対横の比率には、1.618対1の黄金分割比が使われているそうです。

そして美容外科や審美歯科でも、この比率は参考とされています。たとえば、ラミネートベニアなどの治療を行う場合には、美しい口元を実現するため、下図のような歯のバランスを基本としているのです。

■美しい歯の黄金比

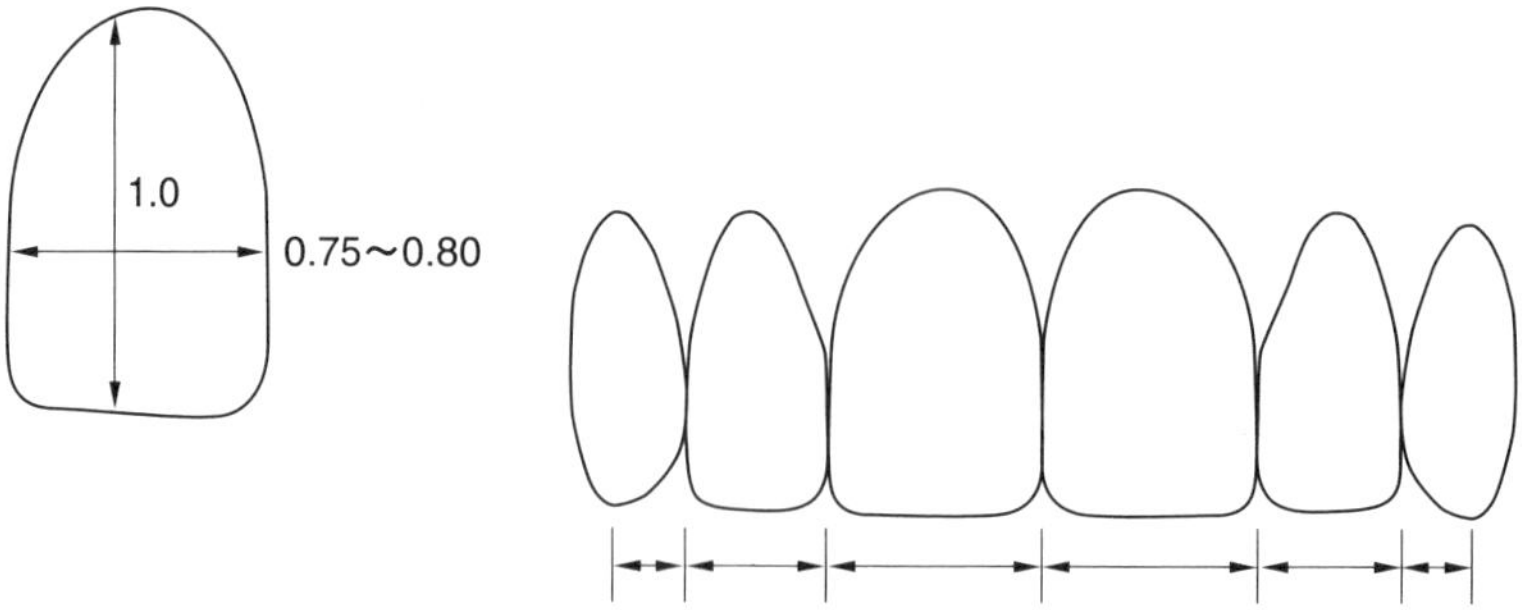

美しいスマイルを決定する三つのライン

審美歯科では、笑顔を正面から見たときにできる三つのラインを重要視しています。

それが、インサイザルライン、ジンジバルライン、リップラインです（次頁図参照）。

リップラインは、女性ならばすでにおなじみでしょう。上下の唇の内側のラインのことです（一般には唇の外側のラインを指しますが、歯科では内側）。

残りの耳慣れないラインのうち、インサイザルラインとは、上の歯の先をつなげてできるラインのことで、別名スマイルラインとも呼ばれるように魅力的なスマイルに不可欠のラインです。

このラインが、笑ったときの下唇のリップラインとだいたい平行で、調和がとれて弧を描いていると、笑顔が若々しく美しく見えます。逆にこのインサイザルラインが、平坦であったり、下唇のリップラインと反対に弧を描いていると、老けて見えたり、醜く見えてしまいます。

ジンジバルラインとは、歯肉のラインのことで、歯と歯肉の境目のラインです。

ジンジバルラインは左右対称が理想的ですが、必ずしも完全である必要はありません。ただし、上の真ん中の前歯2本は、完全に左右対称であることが必要です。そして、2番目の前歯のジンジバルラインは、1番目の前歯よりもやや下方になり、3番目の前歯（犬歯）では、やや上方に上がったラインが理想的です。

笑ったときに、ジンジバルラインが上唇のリップラインから離れすぎて、歯肉が見えすぎてしまう方がいらっしゃいますが、これは審美的とは言えずアメリカではガミースマイルと呼ばれて、歓迎されません。

■美しいスマイルを作る３つのライン

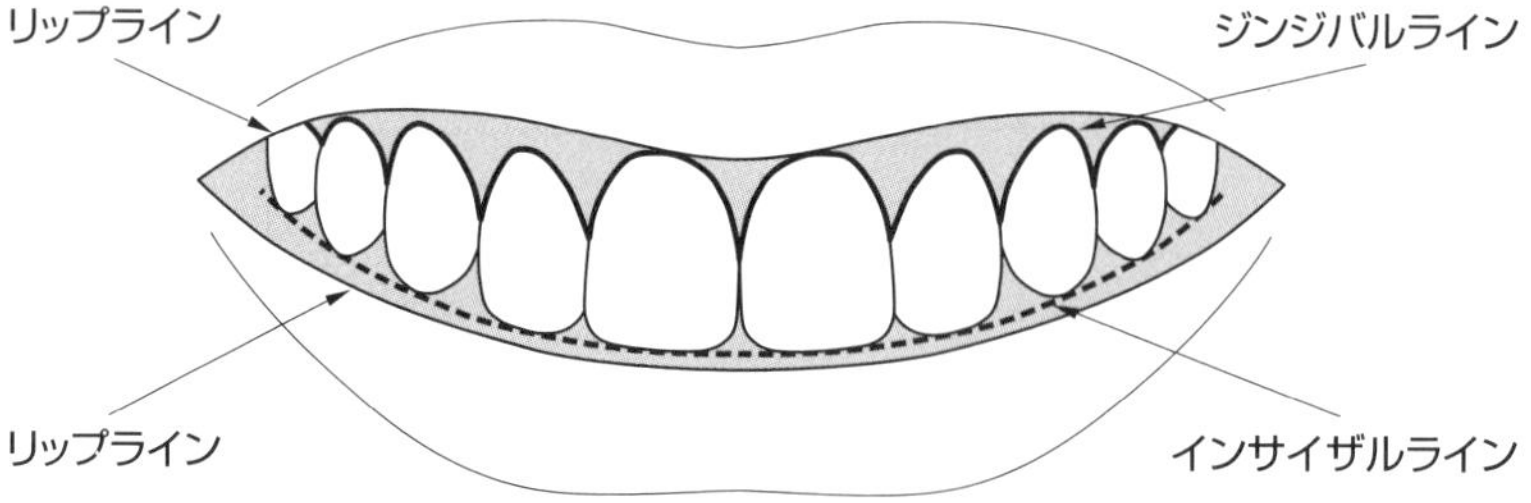

ジンジバルライン：歯と歯肉の境のライン
リップライン：唇の内側のライン
インサイザルライン：上の歯の先端をつなげたライン

Eラインで、横顔の美を評価

矯正治療を行う際の基準として用いられるのが、Ｅ（Esthetic）ラインです。横顔の鼻と下顎の先を結んだラインのことで、唇がこのラインと一致するか1ミリほど内側に入った状態が、日本人では理想的とされています。

Ｅラインより唇が大きく突き出ていたり逆に引っ込んでいる状態は美しくありません。

Ｅラインは鼻の高さや顎の出方によって変わりますので、西洋人では5ミリくらい内側に入った状態が理想的なようです。日本人の場合、あまり内側に入っていると入れ歯を外したお年寄りのようになり、老けて見えます。

■美しい横顔の基準となるＥライン

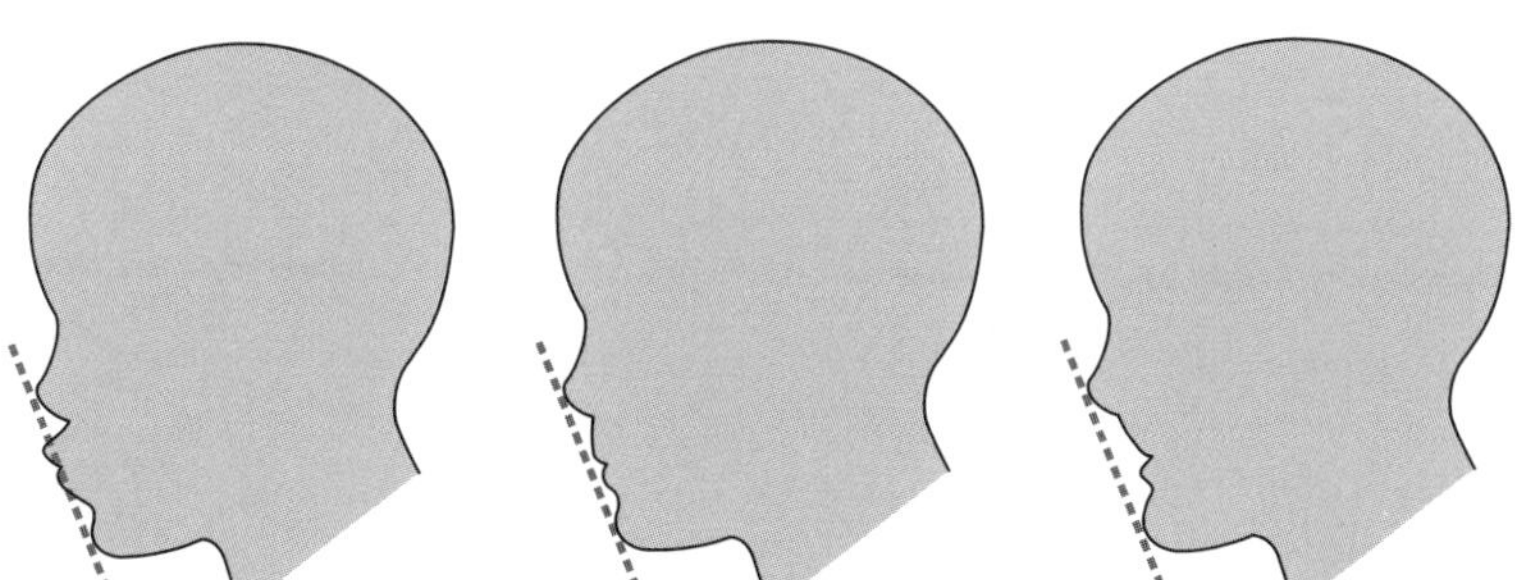

唇が、鼻と下顎の先を結んだＥラインより1ミリほど内側になるのが、理想的な横顔

歯並び、歯の形が与えるイメージ（個性）

歯並びや歯の形・色で、人の印象やイメージは違って見えます。

たとえば、

■整った歯並び……清潔、上品、優雅、知的、センスがいい、正直、明るい

■凸凹の歯並び……不潔、不健康、育ちが悪い、知的でない

■八重歯（犬歯）が出ている……子供っぽい、知的でない、ドラキュラ（西洋）、可愛い（日本だけ）

■すきっ歯……間抜け、子供っぽい（歯が小さい場合）、老けている（歯が長い場合）

■大きな前歯……我が強い、派手、積極的

■小さな前歯……控えめ、地味、弱々しい、子供っぽい、消極的

■全体に長めの前歯……大人っぽい、面長

■短い前歯……子供っぽい

■前歯の根が露出して歯肉に隙間ができている……老けている、歯周病

■前歯がすべて長く揃って歯の先が平ら……馬っぽい
■前歯2本だけが長い……リスっぽい
■尖った歯……野生的、若い
■丸みのある歯……女性的、柔らかい
■角ばった歯……男性的、強そう
■出っ歯……我が強い、知的でない、おしゃべり
■受け口(反対咬合)……生意気そう、強そう
■上と下の前歯の間が空いている……舌足らず、だらしない
■1本1本の歯の形がいい(犬歯が尖っている)……若々しい、健康的
■歯の先が削れている……老けている、歯ぎしりする、頑張り屋
■インサイザルラインがリップラインと平行に弧を描く……若々しい、女性らしい、美しい
■インサイザルラインが平坦、またはリップラインと反対の弧を描く……老けている、美しくない
■白い歯……若々しい、清潔、知的、上品
■黄色い歯……老けている、不潔、上品でない

■1～2本だけ前歯が黒い……病的、むし歯
■笑うと金(銀)歯が見える……センスが悪い、老けている、不健康、暗い
■ピンク色の歯肉……健康的、若々しい、セクシー（女性）
■黒い歯肉……不健康、老けている、不潔
■透明感のある歯……美しい、自然、女性らしい
■透明感のない歯……人工的
■笑うと奥の歯まで見える……ゴージャス、開放的、明るい、暖かい、チャーミング、我が強い
■笑ってもあまり歯が見えない……老けている、地味、質素、内向的、暗い
■笑うと歯肉が見えすぎる……上品でない、気持ち悪い

歯の形や歯並びでこれだけ印象が違うことがわかっていただけたと思いますが、それでは若々しい口元と、老けた口元の違いは何が原因なのでしょう？

まず、年をとるにつれて上の歯は見えなくなり、下の歯がたくさん見えるようになります。それは、老化によって顔の筋肉がたるんだり脂肪組織が下がるので、上唇も下がって上の前歯が見えにくくなるからです。また、歯の先が削れて短くなることも原因となります。

歯の形や色で、見え方は驚くほど変わる

人間の目には錯覚がありますので、歯の横幅が同じでも、大きく見せたり、小さく見せたりすることが可能です。

歯の表面が、水平的に平らなほど幅が大きく見え、カーブがついているほど小さく見えます（下図左）。同様に、歯の表面が垂直的に平らなほど縦に長く見え、カーブがついているほど短く見えます（下図右）。

この原理は、光の反射を利用したものですが、色の明暗を使って錯覚を起こすことも可能です。

明るい色ほど前方に出ているように見え、暗い色ほど引っ込んで見えます。

■錯覚による歯の見え方

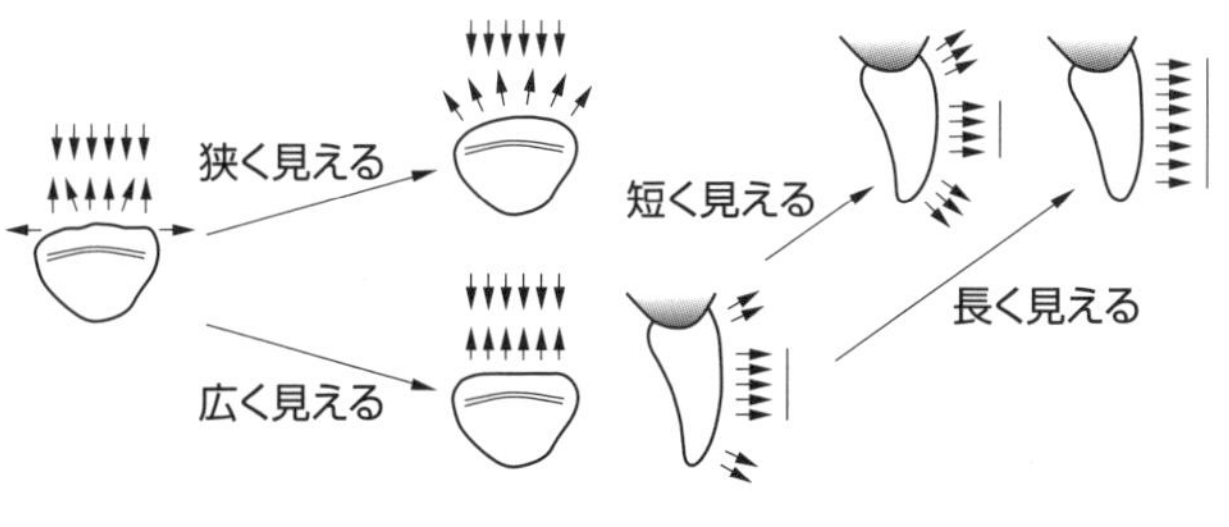

歯の表面の湾曲を増加させると光の反射によって幅が小さく見え、平らにすると大きく見える

同じように、縦の湾曲を増加させると歯は短く見え、平らにすると長く見える

理想的な歯と歯肉の色は？

「明眸皓歯《めいぼうこうし》」と言われるように、美しく澄んだ瞳と白く整った歯は古くから美人の条件となっていますが、透明感のない人工的な白さは審美的にあまりにも不自然です。

自然の歯は、1番内側にピンク色の歯髄（神経）があり、その外側に透明感のないやや黄色みを帯びた象牙質があります。そして最も外側には半透明で乳白色をしたエナメル質があります。

ですから、自然な歯には透明感があるのです。特に前歯の先の部分には、歯髄も象牙質もありませんから、透明感のあるエナメル質だけの色となります。ただ、あまり歯の先の透明感が強すぎてしまうと、かえって光が反射しないために透き通って暗く見えてしまいますので、適度な透明感を持つことが理想的なのです。

反対に、歯の根に近づくにつれてエナメル質は薄くなっていきますので、歯肉に近い部分には、ほんの少しですが象牙質の黄色みが透けてきます。そのことを考慮して、セラミックのクラウン（冠）などを作る場合には、単一の色調ではなく、歯肉に近い部分ではやや黄色みがあるように技工士さんは作製しているのです。

歯肉の色も、肌の色と同じように個人差がありますが、黒ずみや赤みがなく健康的なピンク色が理想的です。

メラニン色素の沈着が原因で、歯肉が黒ずんでいるケースがよくあります。しかし、そのような方も、簡単にメラニン色素を除去することができますので、審美歯科医師に相談してください。

また、歯の治療が原因で、歯肉が黒ずんでしまう場合もあります。神経を取った歯では金属の芯を使用することがありますが、メタルタトゥーと言って、その金属の削りカスが歯肉に突き刺さったり、質の悪い金属のクラウンを被せたときに、イオンとして溶け出し歯肉を黒くしてしまうことがあるのです。

その他にも、歯肉が薄い方が神経を取って歯の根が変色している場合には、透けて黒く見えることもあります。

さらに、歯肉炎が起きていると、歯に接している部分の歯肉が赤く腫れた状態になり、不健康で美しくありません。

仮の歯で、シミュレーションしてみませんか？

審美治療後の笑顔はどのように変わるのか？　とても気になることだと思います。治療前にその結果を知りたいという患者様の要望に応えて、最近ではコンピュータによるシミュレーションで治療後の笑顔をモニターで確認することが可能になりました。ただし、実際の治療では不可能なことまでシミュレーションできてしまうという欠点もあります。

他のシミュレーション法として、仮の歯を作ることによって治療後の結果をかなり予想できます。この方法は、実現可能な治療後の色や形を作ることができますので、とても有意義です。

たとえば、すでに仮歯が入っている場合には、その仮歯を希望する形や色に変えることができます。最終的には、納得された仮歯の形や色をコピーして本物のセラミッククラウンやラミネートベニアを作りますので、治療後の結果がどうなるかと心配する必要はなくなります。

私のクリニックでは、ほとんどの場合、このシミュレーションを行ってから治療に入るようにしています。手間はかかりますが、結果的に患者様が満足されるための最短距離ではないでしょうか。

また、歯を削ることなくそのままの状態で、樹脂を使って歯の形を変えてシミュレーションすることも可能ですが、歯を前に出したり、長くしたり、隙間を埋めたりすることはできても、引っ込めたり、短くすることはできないという欠点があります。それでも、多くの場合にこの方法が役にたっています。

私のクリニックに勤めていた歯科衛生士は、上の2番目の前歯1本が内側に引っ込んでいてしかもその歯が黒く変色していました。以前から気になっていた私は、シミュレーションで、その歯が少し前に出るようにしてあげました。するとと彼女は、その状態を鏡に映して見たとたんに、すぐにでも治してほしいと言いだしたのです。彼女もその仕事柄、ある程度具体的な想像はできていたとは思うのですが、実際にシミュレーションを行ってみて、思った以上の治療結果を確信できたのだと思います。

もしも、あなたが、気になる歯を治したらどうなるのか予想できずに悩んでいるのでしたら、一度シミュレーションをしてみてはいかがでしょう？

■治療後の口元をコンピュータで簡単にシミュレーション

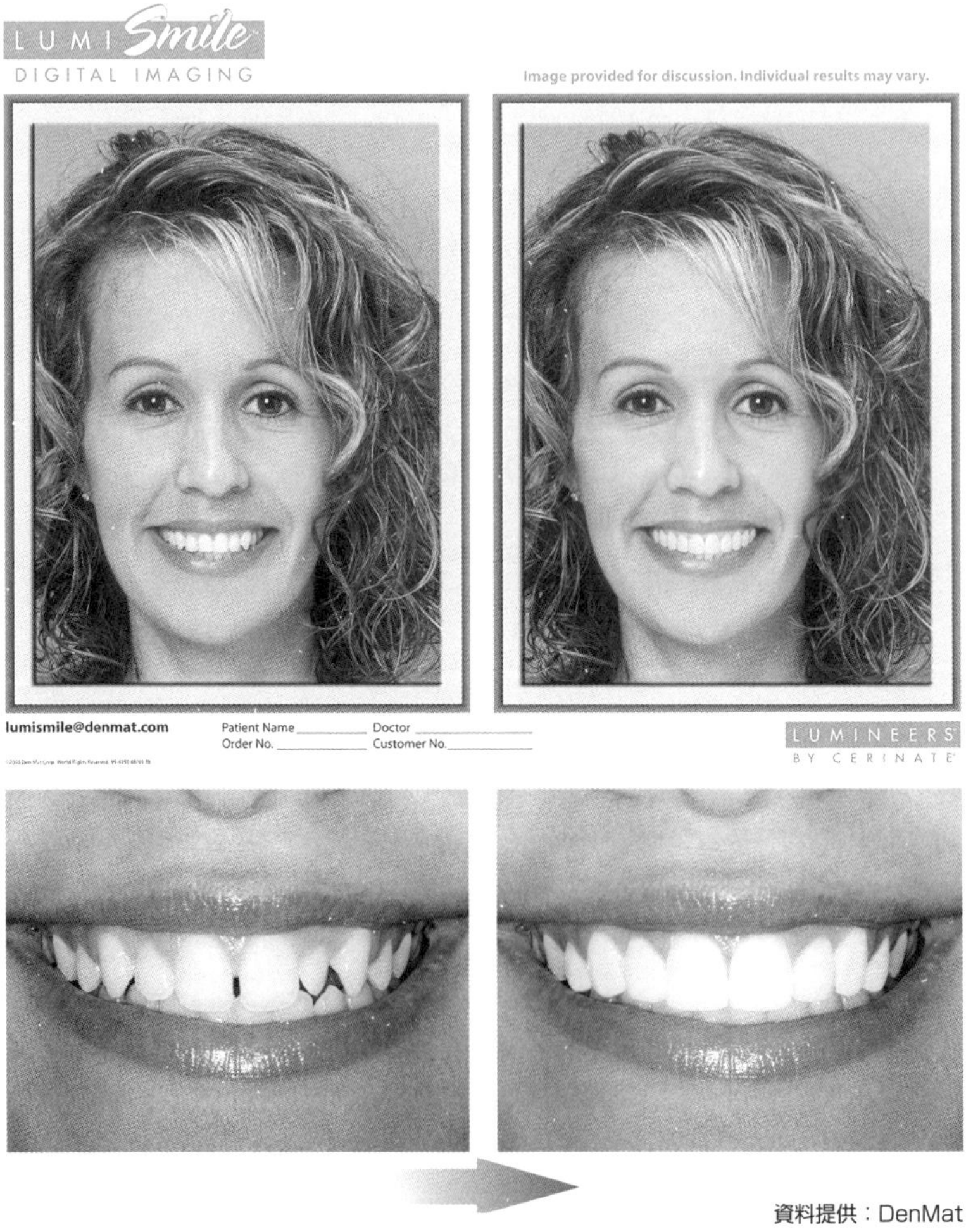

資料提供：DenMat

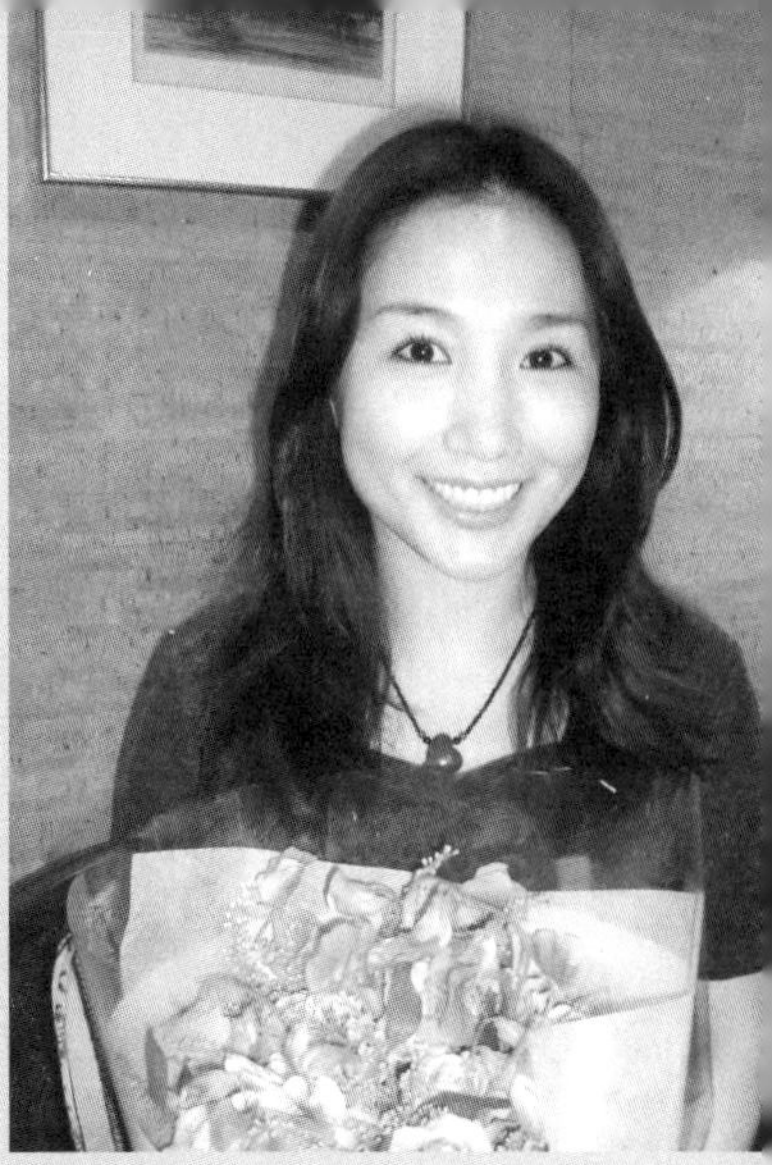

一度きりの人生を
白く輝く綺麗な歯と笑顔で、
夢と希望にあふれたものに
していく。

(宮脇恵子)

私の長年の悩みは、大笑いすると上の歯肉が見え過ぎてしまうこと——。

いつも母から笑い過ぎを指摘されていた私の求める美の基準は、ハリウッド女優のような輝く美しい笑顔でした。

大学卒業を控えた私は、黄色くて八重歯が1本あり歯並びも揃っていない歯を、なんとか美しくしたいと思っていました。

最初に訪れた歯科医院では矯正するには2年かかると言われましたが、就職先では矯正器具は付けられません。

その後、噛み合わせが徐々にずれて顎関節症になり、約12年間あちらこちらが痛くてつらい日々を送りました。頭痛、肩こり、腰痛、歯肉の腫れなどなど……。そして、笑うときには口元を気にしてしまう自分がいました。

さらにその後、口が開きにくくなり、本格的に2年かけて顎関節症の治療と長年の悩みだった歯の矯正をしました。歯科医院では顎が外れることもしばしばでしたが、心機一転、歯を美しくしたいという私の希望を叶えてくれる先生を一生懸命探しました。

インターネットで選び抜いた8ヵ所の審美歯科医院で、それぞれカウンセリングを受けました。「あなたの希望通りにしてくれる歯医者は、残念ながら日本にはいないよ」と門前払いを受けたりもしました。

でも、疲れ果てながら最後に行った歯科医院で「あなたの希望を叶えられる歯医者さんを紹介できます。歯肉の治療ができてしかも内面的にも尊敬できる先生です」と言われ、赤坂フォーラムデンタルクリニックの坪田先生を紹介していただいたのです。

予防専門と治療専門ユニット各１台での１対１の丁寧な治療。芸能人やモデルさんが誰にも教えたくないと言うくらい隠れ家的なクリニックで、私は先生に「歯のホワイトニングと歯肉を綺麗にしたい」と伝えました。そして、たくさんの症例についてわかりやすい説明を受けながら、私は直感で、「やっと巡り合えた」と思ったのです。

手術はいとも簡単でした。麻酔は極細の針でゆっくりと打つので、まったく痛みを感じません。

さらに、先生の美意識の高さにも圧倒されました。今までたくさんの歯科医院を見てきましたが、ここには他にはない五感を研ぎ澄まされるような仕掛けがありました。

まず、クリニックのドアを開けると、ブレンドされたアロマのいい香りがします。そして、センスの良いジャズヴォーカルがちょうど良い音量で流れていて、とてもリラックスできるのです。ドイツ製の革張りのユニットは、眠ってしまいそうになるくらい気持ちの良いものです。さらに目の前のモニターでは世界各国の美しい画像が次々と映しだされて、まるで美術館にいるような感覚と擬似世界旅行が味わえます。

カウンセリングはゆったりと１時間。隣には色とりどりの季節の美しい花が飾られているなど、先生の美に対する熱い想いが凝縮されたクリニックです。

治療後の美しく輝く白い歯は、まるで宝石です。私の人生は、まだ始まったばかりです。小さいころからの夢であるモデルや女優になって美しい笑顔で周りを幸せにし、夢と希望を与えられる人になりたいのです。

『願えば叶う』。一度きりの人生を諦めないこと。年齢はただの数字です。感謝の気持ちと初心を忘れず、素直に謙虚に、知識をもっともっと増やしていきます。

自分のなりたいイメージを明確にし、志の高い歯科医師に出会うことを諦めずに探し続けて本当に良かったと思っています。

一度きりの人生を白く綺麗な歯と笑顔で、夢と希望にあふれた輝くものにする。女性が笑顔で過ごせるということは、周りを幸せにして、家族や子どもたちにも良い影響を与えます。

その明るい笑顔に欠かせない、審美歯科治療を是非とも世の中に普及させて、日本の女性が世界で１番輝いてほしいと思っています。

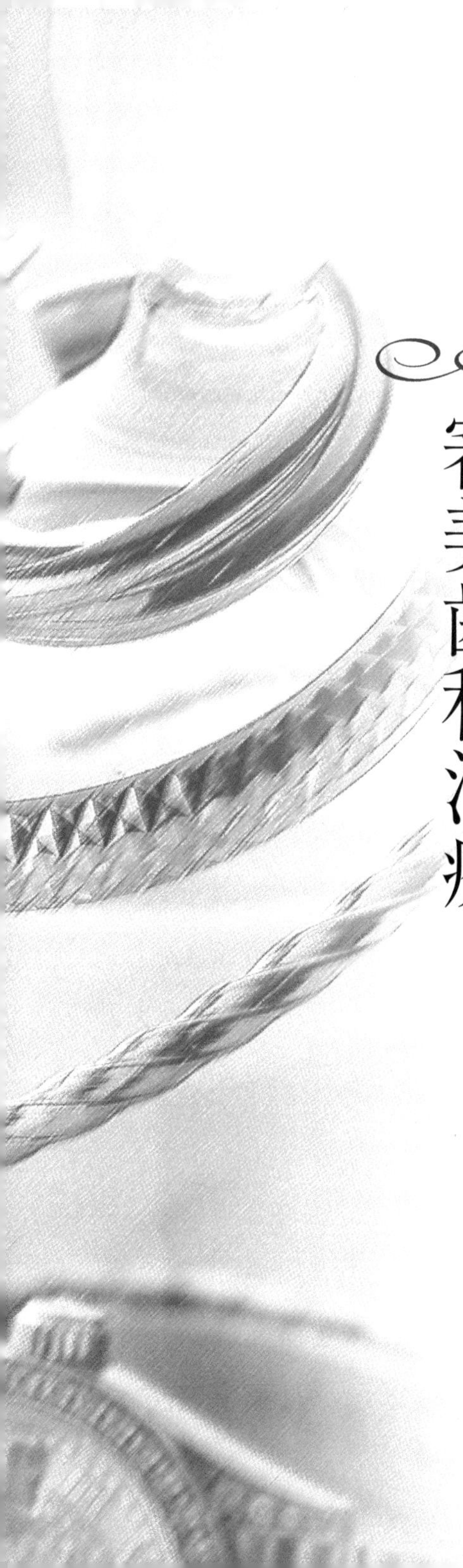

chapter 3

ここまでできる審美歯科治療

治療した歯がわからないのが、最高の審美治療！

審美歯科では、いかに美しく自然な歯にできるかということに神経を集中して治療をしています。この美しく自然な歯とは、わかりやすく言うと〝どれが治療した歯かわからない〟ということです。

この目的を達成するためには、歯科医師の知識・技術とともに、歯科技工士の知識・技術がかなり大きな要素となります。しかし、最も重要なことは、やはり歯科医師の審美治療に対するこだわりと熱意だと思います。

私のクリニックでは、患者様のＯＫが出なければ、セラミッククラウンやラミネートベニアを最終接着することはしません。それは、歯科医師の判断だけではなく、患者様自身に十分納得していただいたうえでの治療を目指しているからです。

そのため、何度も作り直しになってしまうこともありますが、これも患者様に満足していただける治療をするためには仕方のないことだと考えています。

歯を白くする方法

歯の色は、半透明で乳白色のエナメル質、淡黄色や黄褐色の象牙質、血液で赤い色をしている歯髄（歯の神経）などがミックスされて認識されるわけですが、実は生まれつきの個人差があるのです。色白の人もいれば色黒の人もいるように、歯の色も人によって微妙に違うものなのです。

確かに、白い歯はとても魅力的なものですが、個人差があるうえ、嗜好品などによる着色やテトラサイクリンのような抗生物質の服用による変色等々、歯の色を悪くする原因もさまざまで、その結果、人と会うのが苦手になったり、内気な性格になってしまう人もいます。白い歯とくすんだ色の歯では年齢まで違って見えることもあるのですから、本人にとっては深刻な悩みです。

でも、歯を白くする方法は以下に述べるようにいろいろありますから、大丈夫です。歯の状態や変色の原因に応じて適切な方法を歯科医師と相談して決めましょう。最近では、女性に限らず就職活動を控えた学生や人と会う機会の多いエグゼクティブなど、審美歯科へ来院される方が増えています。

■原因によって、歯を白くする方法もさまざま

- タバコやコーヒー・紅茶などによる着色 → クリーニング
- エナメル質の表面から内部に色素が沈着 → ホワイトニング
- 抗生物質の副作用等、先天性の強い変色 → ラミネートベニア
- むし歯の治療あと(むし歯が小さかった場合) → ラミネートベニア
- むし歯の治療あと(むし歯が大きかった場合) → セラミッククラウン
- むし歯の治療あと(奥歯の詰め物) → セラミックインレー

Ⅰ、タバコやコーヒー・紅茶などによる着色を、簡単に綺麗にするクリーニング

毎日歯を磨いていたとしても、完全に汚れを落とすことはなかなか難しいものです。右利きの人は右が、左利きの人は左が磨きにくいようですし、歯並びが悪くて歯が凹んでいる部分や歯と歯の間、歯と歯肉の付近は磨き残しが多くなります。また、奥歯の側面など、歯ブラシが届きにくいところもあります。

さらに、歯の汚れを招く原因として多いのがタバコのヤニによる着色です。コーヒーや紅茶を1日に何杯も飲むという人も着色しやすくなります。赤ワインなども着色の原因となりますから、就寝前に1杯というのも要注意です。

このような歯の表面についた汚れを落とすには、プロフェッショナル（歯科医師・歯科衛生士）によるクリーニングが最適です。ジェットポリッシャーや専用の汚れ落とし器具を用いれば、簡単に綺麗にすることができます。

ジェットポリッシャーは、水と一緒に研磨剤をジェット噴射しますから、タバコのヤニや紅茶などの着色が簡単に綺麗になるだけでなく、歯の裏側の汚れや、歯と歯の間、歯と歯肉の付近の歯垢も取ってくれます。むし歯や歯周病予

防にも役立ちますから、まさに一石二鳥。歯の着色が気になったときだけでなく、年に数回（2～4回）は検診と同時に受けることをお勧めします。

年に数回のクリーニングは、歯を綺麗に保つための基本で、アメリカでは「チェックアップ＆クリーニング」と言って常識となっています。一方、日本では髪の手入れのためには定期的に美容院や理髪店に行くのに、歯の手入れをするために専門家のところに行かないのはなぜなのでしょう？

どんなに美しい髪をしていても、歯が不潔ではイメージダウンです。歯を美しくすることは、イメージアップはもちろん、健康を維持していくためにも大事なことですから、もっと神経を使ってほしいものだと思います。

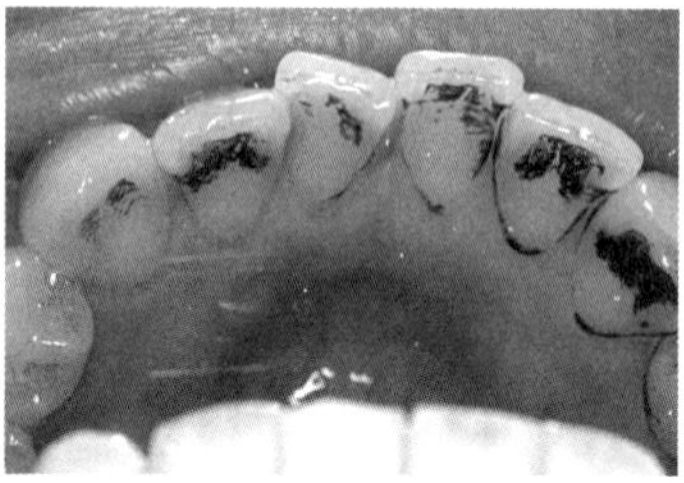

煙草のヤニなどで汚れた歯

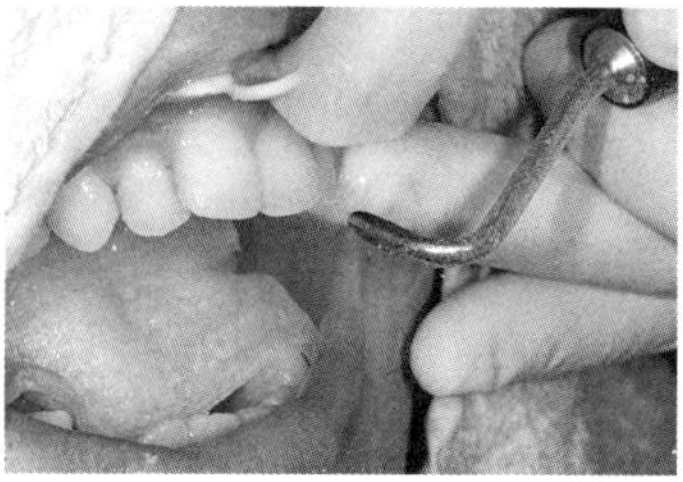

ジェットポリッシャーでクリーニング

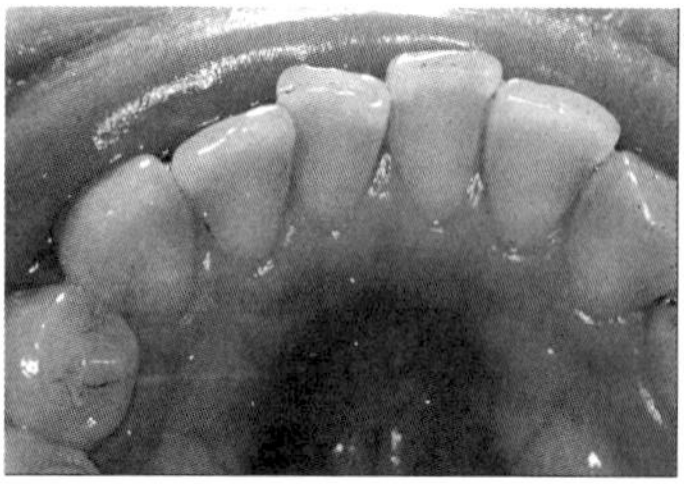

綺麗になった歯

歯のクリーニング

■治療時間／約１時間（１回）
■費　　用／１万円前後（１回）
■耐 久 性／３～６カ月（１回）

Ⅱ、内部まで浸透してしまった色素沈着を除去できるホワイトニング（ブリーチング）

クリーニングのように表面の色素を研磨して除去するのではなく、内部に浸透した色素を薬剤を使用して除去するのがホワイトニングです。

アメリカ人はごく自然に行っており、技術が急速に改革されたことで、近年、日本でも一般的な歯の美容としての地位を確立しています。歯の神経やエナメル質などへのダメージや、副作用に関する問題は報告されていませんので、安心して治療を受けていただけます。

ただ、抗生物質の服用による影響など、なんらかの先天的要因で歯が重度に変色している場合には、ホワイトニングでも完全に白くすることができないこともあります。また、前歯の詰め物が変色していることがよくあります。むし歯の治療で詰めたコンポジットレジンというプラスティックが、色素を吸着して変色してしまうのです。

このような場合には、のちほど紹介するラミネートベニアを使うと、美しく白い歯にすることができます。

ホワイトニングの効果には、個人差があります

ホワイトニングの効果が期待できるケース

- 加齢による変色（年をとるにつれて歯が黄色くなってきた）
- 紅茶、コーヒーやウーロン茶、赤ワインなどをよく飲む（またはよく飲んだ）
- タバコをたくさん吸う（またはたくさん吸っていた）
- 歯を強くぶつけてから、変色してきた
- 先天性（または抗生物質の副作用など）による軽度の変色がある

ホワイトニングの効果があまり期待できないケース

- 先天性（または抗生物質の副作用など）による重度の変色がある
- むし歯の治療で詰めた部分が変色している

ホワイトニングに注意が必要なケース

- ホワイトニングしようとする歯が、冷たい水にすごくしみる
- ホワイトニングする歯がたくさん削れていたり、磨り減っている

●15歳以下である
●妊婦または授乳中である
●無カタラーゼ症である（カタラーゼは通常体内に存在し過酸化水素を分解する酵素）

■寝ている間に白くなる、効果は抜群！自宅でできるホームホワイトニング

ホワイトニング（ブリーチング）には、ホームホワイトニングとオフィスホワイトニングがあります。ホームホワイトニングは、その言葉のとおり家庭で行えるホワイトニングです。しかし、家庭で行うからと言って、この方法は決して効果が小さいわけではありません。私のクリニックでは、10年ほど前から、90％以上はこの方法によるホワイトニングを行っています。

まず、患者様の症例に適応できるかを歯科医師が診断し、治療時間・期間を設定します。それからマウスピース状のカスタムトレーを作り、薬剤を注入して毎日2〜6時間歯に装着します。薬剤は約10％の過酸化尿素が主成分で、ジェル状ですから歯に付着して取れにくく、唾液にも溶けにくくなっています。

寝ている間に装着するのが有効で、毎日続けると通常2～4週間ほどでおどろくほど白く綺麗な歯になります。ただし、抗生物質等の原因による重度の変色の場合には6～12カ月をかけて行う必要があります。真っ白にできるかは確実ではありませんが、ある程度まで改善することは可能です。

ホームホワイトニングの利点は、いつでも気軽に好きなときに行え、白さも自分で調整できること。オフィスホワイトニングに比べて薬剤が深部まで到達するため、より白くでき後戻りもしにくくなります。20～30％の人に知覚過敏のような症状が現れることがありますが、最近の研究では、殺菌作用によってむし歯や歯周病の予防になることもわかっています。

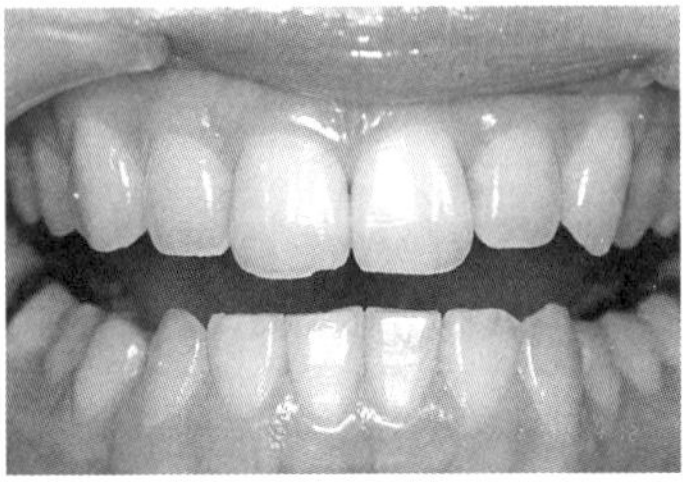
歯の内部まで浸透した着色

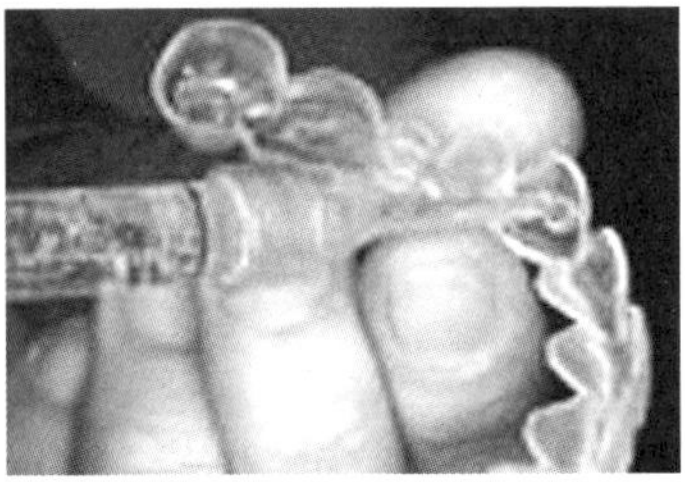
専用のトレーを装着

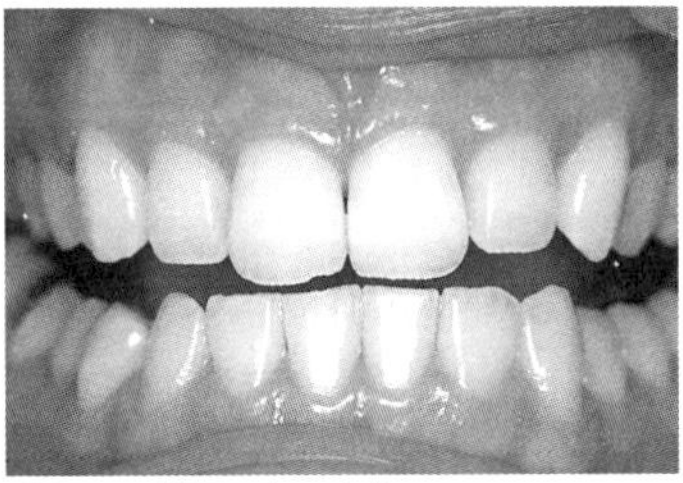
脱色して綺麗になった歯

ホームホワイトニング

■治療時間／約30分
(クリニックに2回通院、自宅で2～4週間行う)
■費　用／3～8万円前後
(上下すべての歯)
■耐久性／数年（個人差有）

■ ホームホワイトニングの手順 ①

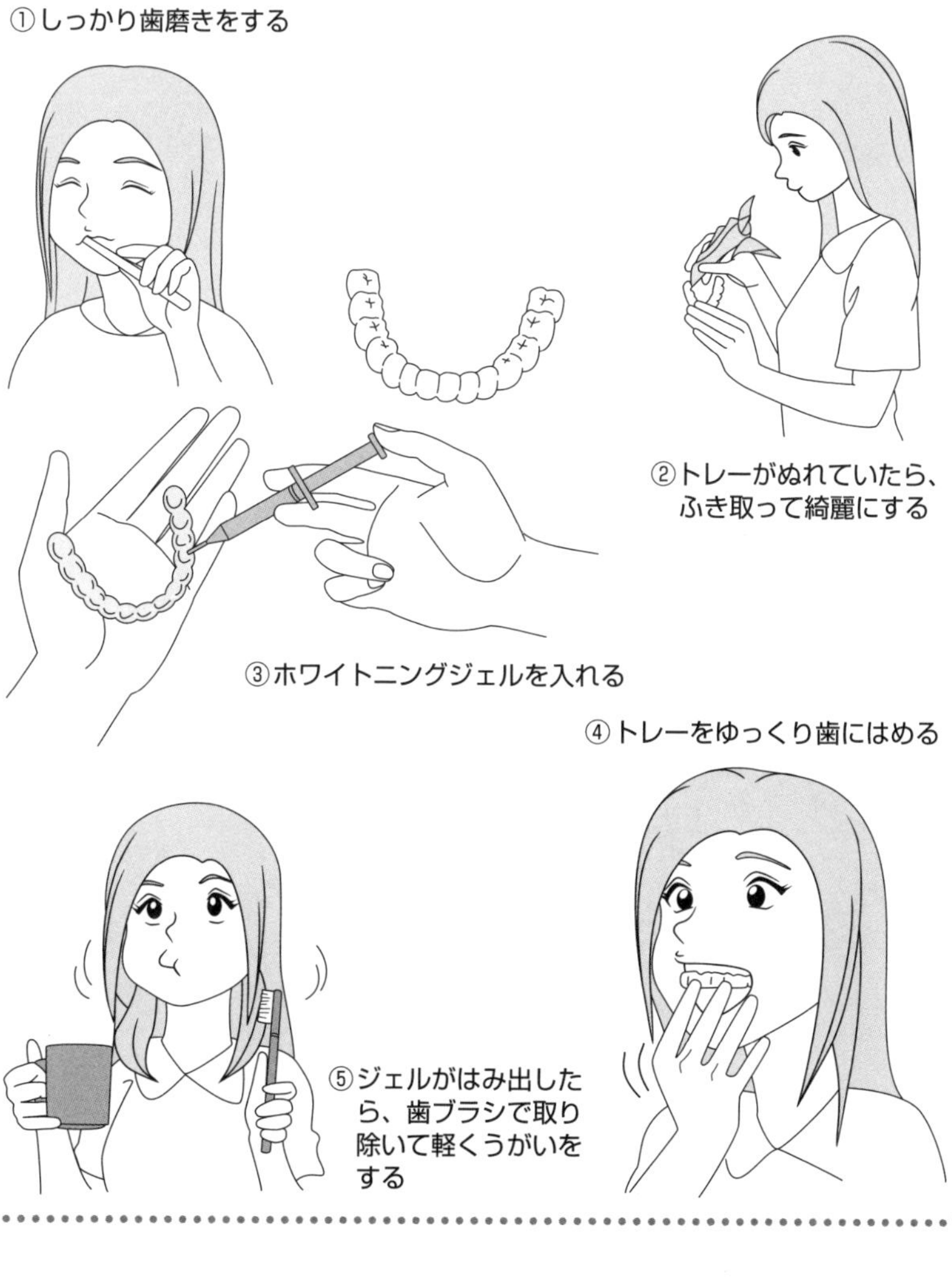
①しっかり歯磨きをする
②トレーがぬれていたら、ふき取って綺麗にする
③ホワイトニングジェルを入れる
④トレーをゆっくり歯にはめる
⑤ジェルがはみ出したら、歯ブラシで取り除いて軽くうがいをする

■ ホームホワイトニングの手順 ②

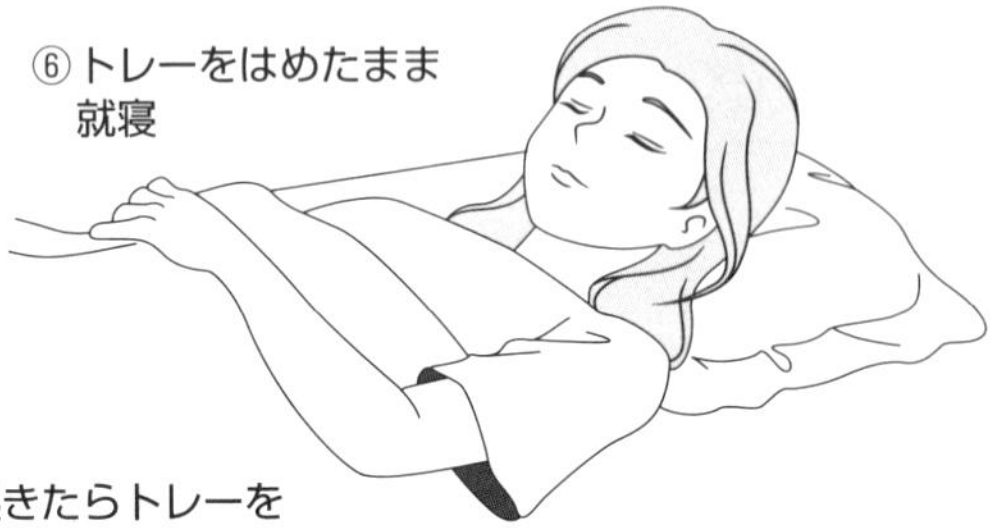

⑥トレーをはめたまま
就寝

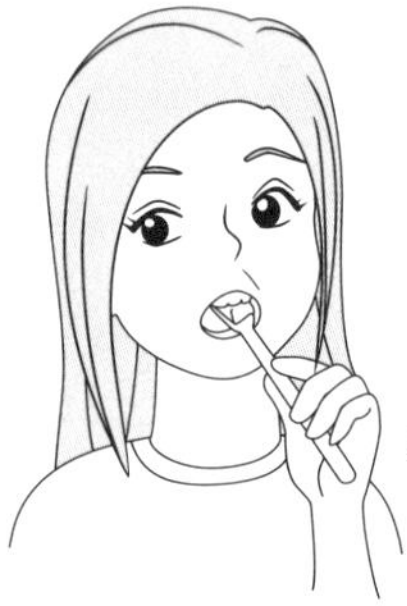

⑦朝起きたらトレーを
外して歯についたジ
ェルを落とす

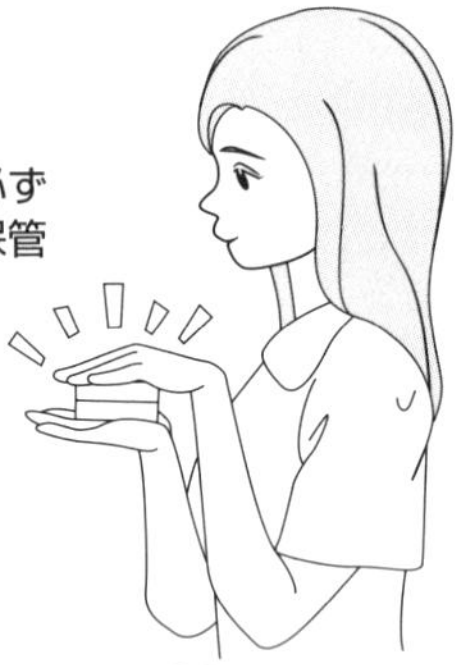

⑧外したトレーは必ず
ケースに入れて保管

⑨２～3日たったら、クリニックに電話

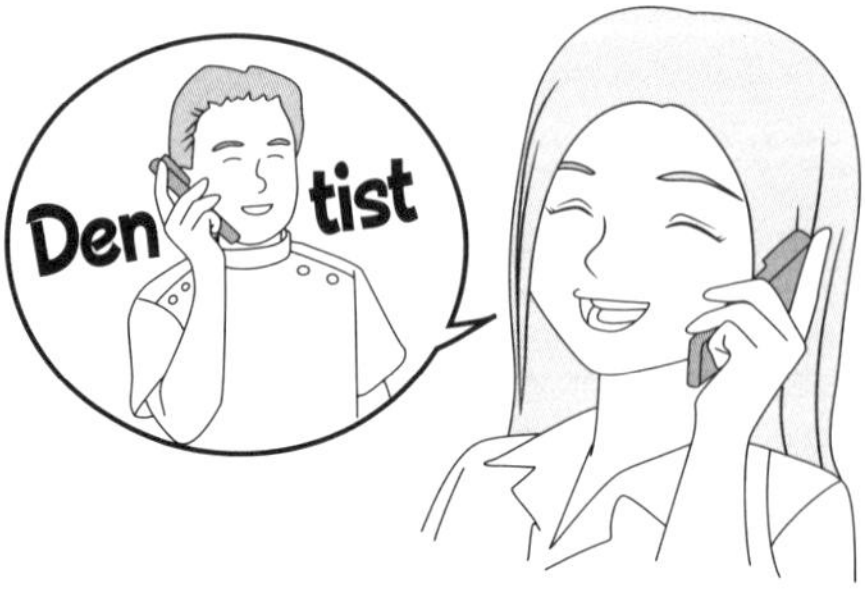

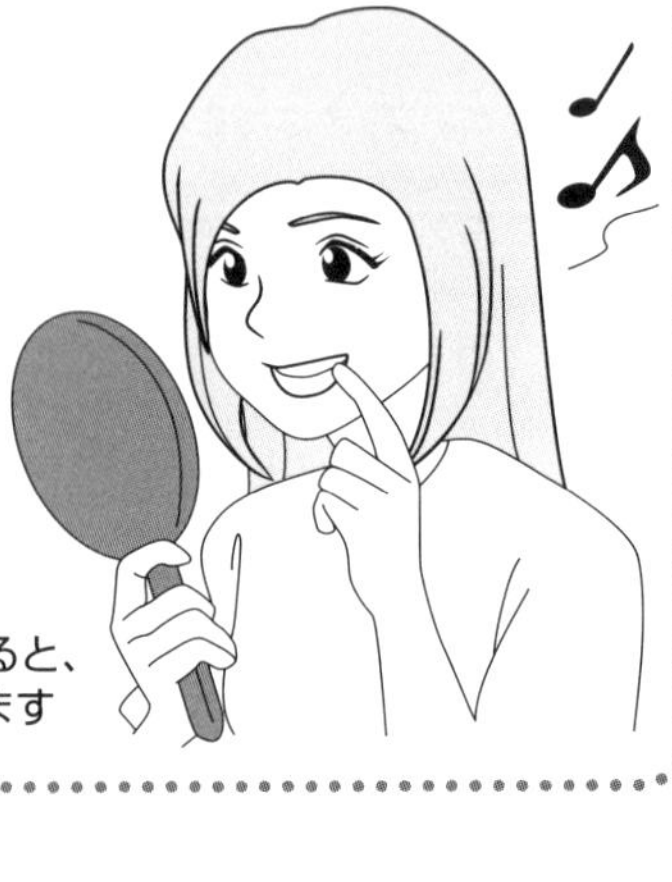

⑩２～３週間続けていると、
白く綺麗な歯になります

■すぐに結果を出したい方に、オフィスホワイトニング

オフィスホワイトニングは、ホームホワイトニングに比べ、効果や持続性では劣っていますが、数日後の結婚式を控えてすぐにでも歯を白くしたいというような方には、最適な方法です。また、自分で行う時間的余裕がない方や自分で行うことにストレスを感じてしまう方にも向いています。

ホームホワイトニングより濃度が高い薬剤を使用しますので、歯肉や唇に付着するとただれて痛みを生じます。そのため、薬剤が付着しないように顔をタオルなどで覆って唇にはクリームを塗り、歯肉は専用の樹脂を用いてカバーします。通常、1回に上下の歯を20本ほど漂白できます。

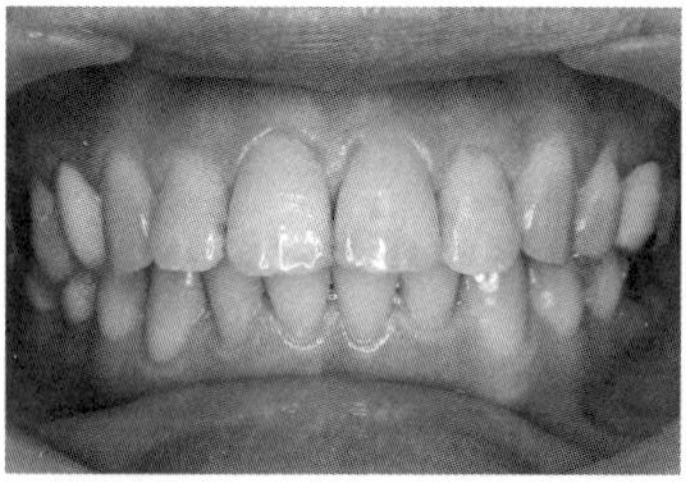

変色した歯

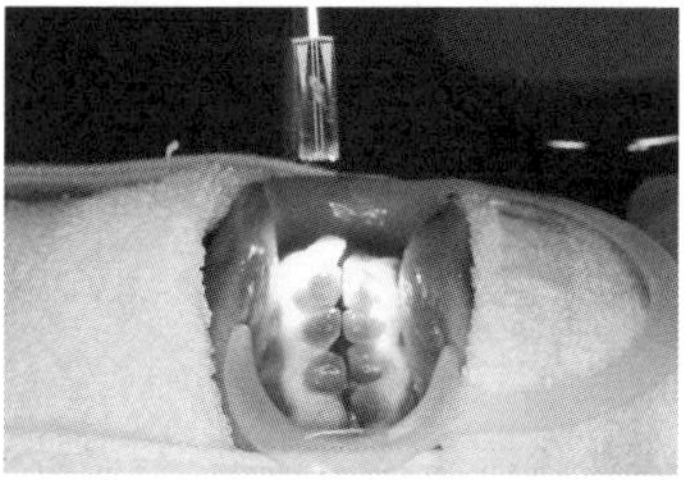

薬剤を活性化させるために特殊な光を照射

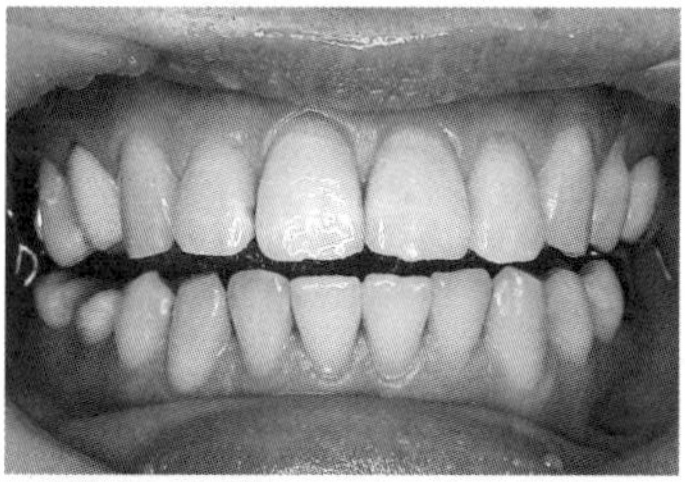

綺麗になった歯

オフィスホワイトニング

■治療時間／約1時間（1回）
■費　　用／3～5万円
（上下20本くらいまで）
■耐 久 性／数年（個人差有）

一般的なオフィスホワイトニングは以下の手順で行います。

①歯の表面の汚れを落とします
②唇に薬剤が付かないように開口器で広げます
③顔全体をタオルなどで覆います
④唇にクリーム(ココアバターなど)を塗ります
⑤歯肉に薬剤が付かないように、樹脂で歯肉を保護します
⑥歯に薬剤を塗ります
⑦薬剤を活性化させるため、特殊なライトを照射します
⑧薬剤の効果がなくなったら、吸い取るか洗い流します
(⑥〜⑧を数回繰り返す)

進化したオフィスホワイトニングは、従来とは比較にならないほど時間が短縮され、痛みや不快症状も少なくなりました。しかし、短時間で歯を白くするオフィスホワイトニングは、個人差があるだけでなく、白濁しやすく、歯の深部まで白くすることが難しいという欠点があります。

特に内因性の変色の場合には、通院回数がかなり多くなってしまいますので、ホームホワイトニングをお勧めします。

Ⅲ、ラミネートベニアで、重度の変色歯も白くできる

抗生物質の影響やなんらかの先天的要因で歯が重度に変色しているケースでは、ホワイトニングで完全に白くすることができない場合があります。

また、前歯のむし歯の治療で詰めたコンポジットレジンというプラスティックが色素を吸着して変色して目立つことがあります。

このようなケースにはラミネートベニアが最適で、白く美しい歯を長い間保たせることができます。その他、エナメル質形成不全で歯の表面が凸凹している場合なども、美しくすることができます。

歯の表面だけを薄く削って、そこにセラミックの板を強力な接着剤で貼り付けるもので、色も透明感も天然の歯とほとんど見分けがつかないのが特徴です。１９２０年代にハリウッドで生まれ、その後も改良を重ねて80年代にほぼ確立されました。この方法が開発

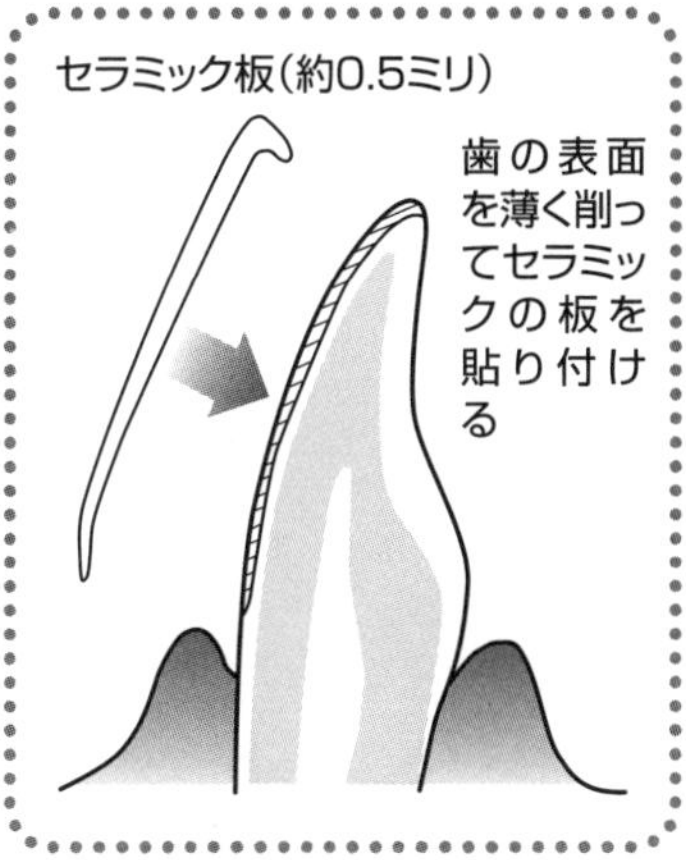
セラミック板（約0.5ミリ）
歯の表面を薄く削ってセラミックの板を貼り付ける

される前は、白いクラウン（冠）を被せるしか方法がなかったため、むし歯でもない健康な部分をかなり削らなければなりませんでした。「差し歯にはしたくない」、「治療に長い期間かかる……」とあきらめていた人たちにとって、願ってもない画期的な方法だったのです。

歯の表面をごく薄く削るだけ（まったく削らないケースもあります）なので、硬いエナメル質の部分を残すことができ、歯へのダメージが最小限ですみますし、外から見えない歯の裏側や歯と歯の間は削る必要がありません。通常は、痛みもほとんどなく麻酔なしでできますから、心理的負担も軽くてすみます。

歯を白くするのと同時に歯の形も整えることができますので、変色と歯並びを同時に綺麗にしたい方にも有効な方法です。「歯の色が気になる」「歯並びが悪い」「歯に隙間がある」などの悩みを容易に解決でき、審美歯科が飛躍的に広まったのも、ラミネートベニアのおかげと言えるでしょう。

ラミネートベニアが有効なケース

●**内因性による重度の変色**……抗生物質の影響など、なんらかの先天的要因で歯が重度に変色している場合

●前歯の詰め物の変色……前歯の治療あとが変色している場合。また、詰め物は外れてしまうことがありますが、ラミネートベニアなら耐久性がかなり良くなります

●歯の表面が凸凹……エナメル質形成不全で歯の表面が凸凹している場合

●悪い歯並び……軽度の場合はとても有効です。のちに紹介するBTAテクニックを用いれば、歯肉ラインも綺麗に整えることもできます

ラミネートベニアは、よほど乱暴な使い方をしないかぎり約10年の耐久性があります。私のクリニックでは、最長で20年間もっている方もいます。

前歯6本を治療する場合、2回(1回2時間程度)で完成します。

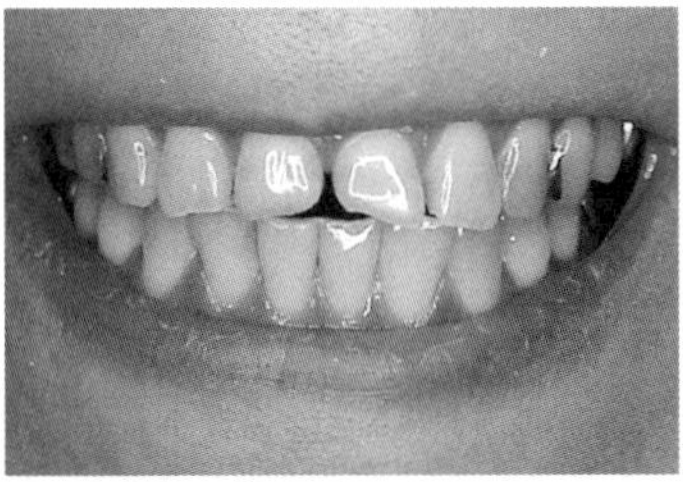

欠けた前歯、隙間も気になる

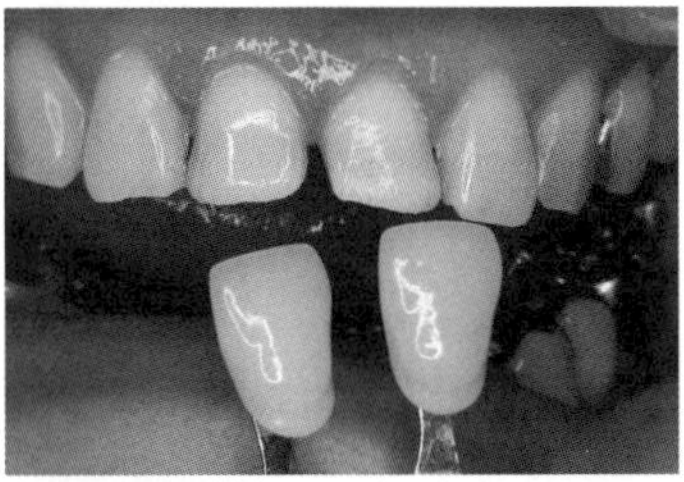

歯はほとんど削っていない

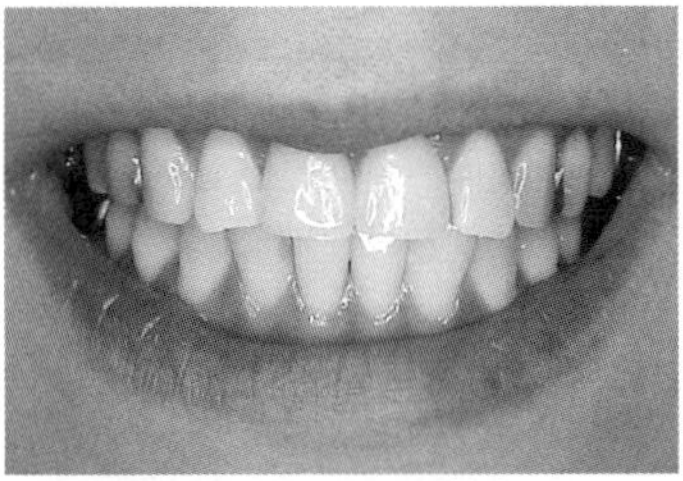

まるで別人のようになった前歯

ラミネートベニア

■治療時間／約2時間
(1回6本通常2回)
■費　用／8～12万円(1本)
■耐久性／10～15年(個人差有)

Ⅳ、セラミッククラウンを被せれば、治療した大きなむし歯も綺麗になる

むし歯がかなり進行していて大きく取り除かねばならない場合には、ラミネートベニアを貼り付けることはできません。このようなケースでは、治療した歯の上にセラミックのクラウン（冠）を被せれば、綺麗な歯になります。

また、この方法は古い差し歯を取り換えるときにもよく用いられます。

素材には金属を使わないオールセラミッククラウンと、金属の裏打ちのあるメタルボンドがあり、形や大きさがラミネートベニアよりも自由です。

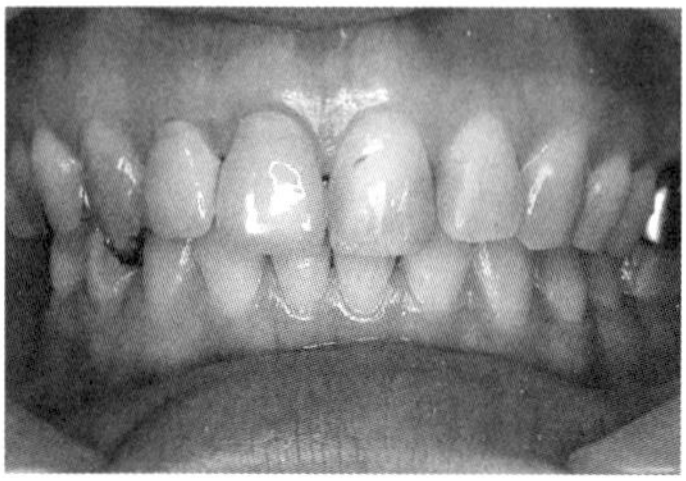

前歯を綺麗にしたいという希望の女性

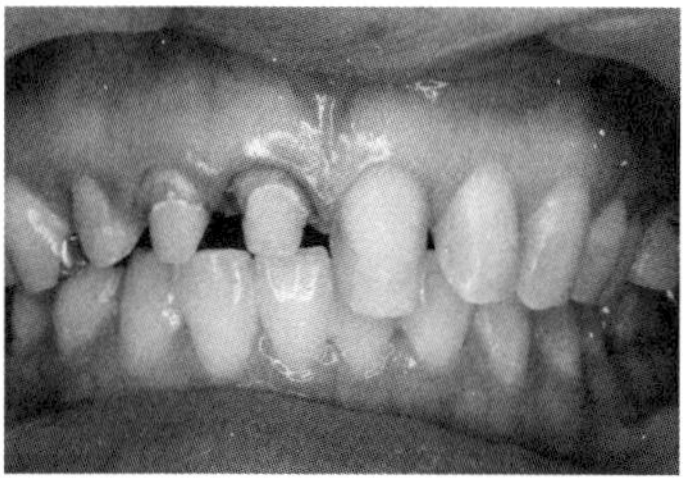

右側（向かって左）３本にファイバーコアを装着

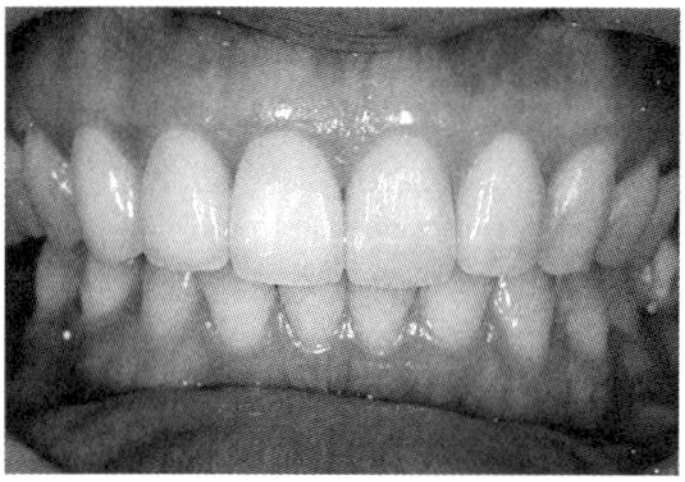

オールセラミッククラウン（右３本）とラミネートベニア（左２本）で治療

セラミッククラウン

■治療時間／約1時間（1本通常２回）
■費　用／１本あたり
　オールセラミッククラウン 12～17万円
　メタルボンド 10～15万円
■耐 久 性／10～20年

■金属を使わないセラミッククラウン

クラウン（冠）に使用されるセラミックは、体に害がなく馴染みやすいこと（生体親和性）、正確で精密な製品ができること、取り扱いに優れていることは当然として、いかに天然の歯のように美しく自然に作れ、壊れにくく丈夫にできるか、という目標を持って進歩してきました。

歯科で、セラミックが使われ始めたのは、19世紀の終わりごろからでした。しかし、当時のセラミック（オールセラミッククラウン）は強度が非常に弱く、すぐに割れてしまうため、あまり広まることはありませんでした。

１９５０年代になると、メタル（金属）をフレームに使用してその上にセラミックを焼きつけたメタルボンドが開発され、格段に強度が良くなったため、最近までセラミック治療の主役となっていました。

現在では、前歯にはメタルを使用しないオールセラミッククラウンが主流となってきていますが、それほど審美性を重要視しない奥歯では、メタルボンドはまだまだ大活躍をしていますし、前歯でも症例によっては十分綺麗に仕上がります。

そんなメタルボンドにも欠点があります。

メタルボンドは、フレームにメタルを使用しているために、光が透過しません。そのために天然の歯と比較して、不自然になりやすいのです。

歯の先の部分にはメタルがありませんので、その部分は透明感を出して自然に作れますが、全体的に不透明になりやすくなります。透明感を出すためには、メタルの上に焼きつけるセラミックをなるべく厚くすることが必要です。

セラミックを厚くするためには、歯をたくさん削る必要がありますが、クラウンのマージン（辺縁）付近では薄くなりやすいですし、神経が生きている歯では、あまり削ると神経が露出してしまいますので、注意が必要です。そのため、特に神経が生きている歯の場合は、オールセラミッククラウンが断然有利となります。

また、メタルボンドは、その作成方法にもよりますが、歯肉が退縮してクラウンの境目が露出してきた際に、黒いライン（ブラックマージン）が出てきてしまいます。歯肉の色も、光を通さないので暗くなる傾向にあります。

さらに、メタルボンドは、金属が口腔内に露出しますので、金属アレルギーの問題を抱えています。その点オールセラミッククラウンは、生体親和性が良くアレルギーの心配もないので安心です。

■審美性と強度に優れた最新オールセラミッククラウン―ジルコニアクラウン

メタルボンドに比べて多くの長所を持つオールセラミッククラウンですが、21世紀に入りさらに大きく進化しています。

その一つに、これまでセラミックの欠点であった強度があります。

以前のオールセラミッククラウンは、白くて綺麗ではあるのですが、メタルボンドに比べると強度が弱くて割れやすいために、奥歯やブリッジに使用することはできませんでした。ところが、現在では「白いメタル（金属）」とまで言われるくらいに強いセラミック（ジルコニア）が歯科用に実用化されています。

ジルコニアは非常に硬くて強いため、セラミック包丁として使われたり、人工ダイヤとして装飾品に使われたりしています。また、生体親和性がとても良いので人工関節にも使われています。

一般的なジルコニアクラウンは、これまでメタルで作っていたクラウン（冠）の内側のフレーム部分をのちほど説明するＣＡＤ／ＣＡＭを使用してジルコニアで作り、外側は従来の陶材で作ります。フレームが強くなることで、力がかかったときに変形しにくくなり、外側の陶材部分も割れにくくなるのです。

さまざまな材質にどのくらいの力がかかると変形するかを調べる曲げ強度という検査で、ジルコニアを計測すると１０００MPh（メガパスカル）以上もあり、以前のセラミックに比べると、約10倍の強さとなっています。

このように高い強度を誇るジルコニアは、これまでのオールセラミッククラウンでは敬遠されてきた力のかかる奥歯や長いブリッジにも耐えられるので、前歯から奥歯までどの部位においても使用可能です。そのうえ、フレームにメタルを使用するため光が透過しないメタルボンドに比べて透明感のある美しい歯にすることができるのです。

その他、アルミナというセラミック材料も、オールセラミッククラウンに使

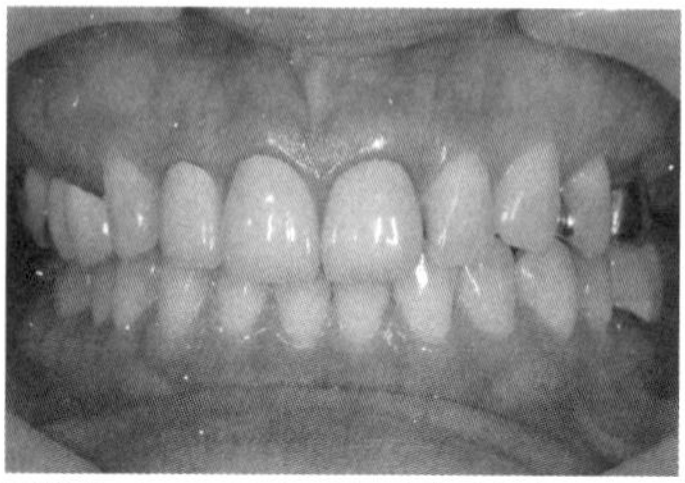
前歯にセラミッククラウン(メタルボンド)が入っている

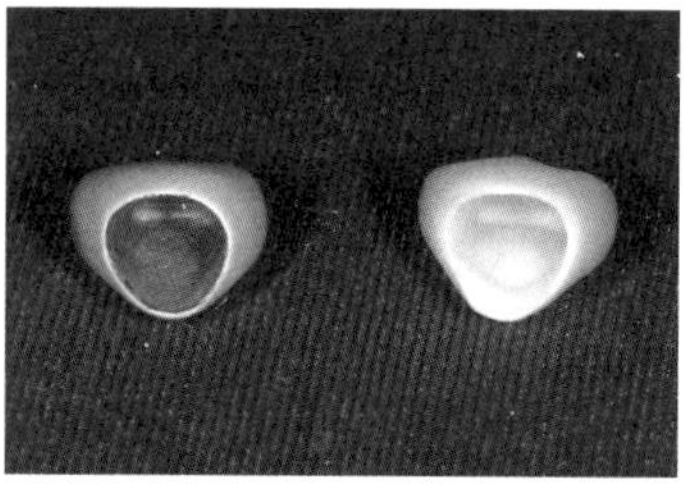
メタルボンド(左)とジルコニア(右)の違いは一目瞭然

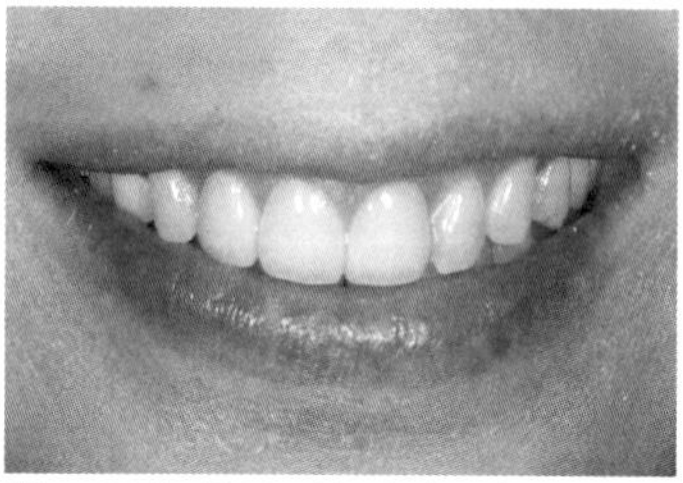
ジルコニアのオールセラミッククラウン(LAVA)システムで治療

ジルコニアククラウン

■治療時間／約1時間(1本通常３回)
■費　用／１２～１８万円
（１本あたり）
■耐久性／１０～２０年

われていますが、ジルコニアに比べると、曲げ強度で約半分の500MPhくらいと劣るため、私自身はあまり使用することはありません。

■すべてをジルコニアで作るジルコニアオールセラミッククラウン

さらに近年、ジルコニア単体でクラウン（冠）を作るシステムができました。形態はCAD／CAM（後述）で作り、微調整や色着けを歯科技工士が行います。利点はとにかく丈夫なこと。どんなに硬いものを噛んでも、まず割れるようなことはないと思います。

しかし、逆に考えると噛んだときの力の負担が、対応する自然の歯や歯肉、歯槽骨、顎などにかかってきますので、咬み合わせを十分に調整してから装着する必要があります。ちょっとした噛み合わせの不調和で、歯の根が割れたり歯周病になったり、顎の周りの筋肉や顎関節の炎症が起こる可能性があるからです。

従来のセラミックと比較すると、透明感があまりないので前歯には向いていませんが、目立ちにくく力がかかりやすい奥歯には適しています。

歯科にも使われ始めたコンピュータ技術

CAD／CAMという言葉を聞いたことはありますか？

少し専門的になりますが、CAD（キャド、Computer Aided Design）は、コンピュータ支援設計とも呼ばれ、コンピュータを用いて設計をすること。また、CAM（キャム、Computer Aided Manufacturing）はコンピュータ支援製造の略語で、製品を製造するために、CADで作成された形状データを入力データとして、生産準備全般をコンピュータ上で行うためのシステムです。

人の手によって行われていた設計作業をコンピュータによって支援し、効率を高めるという目的から、これまで主として金型工業界で行われてきたCAD／CAMによる成形が、今ではなんと歯科技工物の製作にも実用化されているのです。

歯科におけるCAD／CAMでは、まず、特殊なカメラを使って3次元的な歯の形をコンピュータに読み込ませ、デザインを行います。これをもとにコンピュータ制御で、セラミックブロック（セラミックの塊）を削って成形するのです。

歯を直接カメラで撮影する方法と、歯型を従来通りとって模型を作り、その模型を撮影して読み込ませる方法がありますが、今のところ、クリニックで歯型をとって模型を作ってからＣＡＤ／ＣＡＭを使用することが多いようです。

口のなかでは、唾液や出血があったり歯肉が邪魔になったりして精密にできないことや特殊なカメラをクリニックで使うシステムがまだまだ普及していないためです。

ＣＡＤ／ＣＡＭの精度は近年ますます高くなり、かなり精密な物が作れるようになってきていますが、最終的なチェックや修正には熟練した歯科技工士による手作業が不可欠です。

また、自然の歯と見分けがつかないような素晴らしいアート（芸術）とも言えるオールセラミッククラウンを作るには、たとえジルコニアのフレームをコンピュータで作れたとしても、熟練した歯科技工士がフレームの上に何層にもさまざまな色のセラミックを築盛して焼成を繰り返し、時間をかけて作り上げていく必要があるのです。

奥歯の金属が気になる方は、セラミックインレーで白い歯に

ＴＶドラマなどで役者が大きく口を開けたときに奥歯がキラリと光るのはとても気になるものですが、メタル（金属）の詰め物をセラミックに替えるだけで白く美しい歯が甦ります。

奥歯には大きな力が加わるため、以前は耐久性に優れたメタルが用いられましたが、強度のあるセラミックが開発され、今ではセラミックインレーを詰めるだけで白い歯にすることが可能になりました。役者に限らず一般の人もセラミックインレーに替える方が増えています。

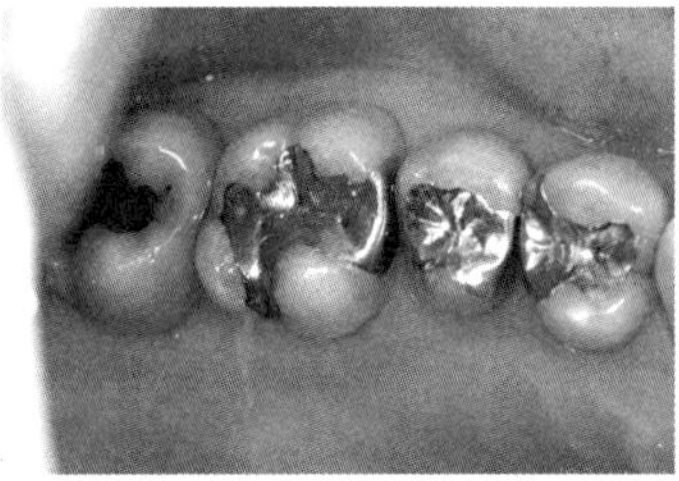

奥歯に入った金属の詰め物

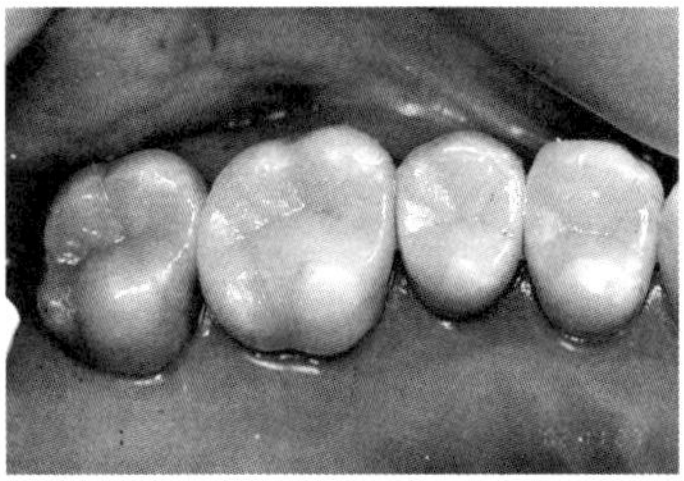

セラミックインレーで自然な感じに

セラミックインレー

■治療時間／約１時間（１本）
（通常２回）
■費　用／5～10万円(1本)
■耐久性／7～12年

歯並びを綺麗に整える方法

①ラミネートベニアなら、たった2回の治療で歯並びを整えられる

ラミネートベニアについて、詳しくは「歯を白くする方法（63ページ）」で述べましたが、歯並びを整える際にもたいへん有効な治療法です。

ただし、歯の位置があまりにも悪い場合には、矯正治療でなければ希望通りの歯並びにできない可能性があります。

ラミネートベニアは、自分の歯の位置は基本的に変えずに、歯の形を変えることで歯並びが整ったように見せる治療法だからです。

ラミネートベニアは、歯を表側から見て歯並びが整ったように治療しますが、裏側は治療前のままですから歯並びは変わりませんし、薄いセラミックを貼り付けるのですから、しっかりとした歯が残っていなければなりません。そのため、基本的にはむし歯が大きくて神経が取ってある場合には、セラミッククラウンの方が適しています。

また、ラミネートベニアは歯のエナメル質に接着させる治療法ですので、ほとんどエナメル質が残っていない場合やエナメル質石灰化不全の場合は、接着力が弱くなってすぐに外れてしまいますので、セラミッククラウンの方が安心です。

②歯を動かして歯並びを整える歯列矯正

歯並びを整える方法として、歯列矯正は100年以上前から行われてきましたが、材料や治療法の進歩でより確実に、より速く、より快適に治療ができるようになっています。

以前は、矯正と言うと金属の装置が、ギラギラと光って見た目にもたいへん悪かったのですが、現在はセラミックやプラスティックの装置が主流となり、あまり目立たなくなりました。

■まったく見えない矯正装置とは?

舌側矯正と言って歯の裏側に装置を付ける方法では、まったく見えません。ただし、話しにくかったり舌の違和感が強かったりすること、治療期間が長くなり、治療費も高くなることがデメリットです。歯科医師にとっても治療がしにくく、たいへん疲れるというのが欠点と言えます。

■矯正用インプラントを知っていますか?

矯正治療で歯を動かすためには、固定源が必要になります。以前はヘッドギアーと言って、頭に固定源を用いるしか方法がない場合もありましたが、現在では、矯正用のインプラントが開発されたために、ヘッドギアーは使われない傾向になっています。

さらに、矯正用のインプラントを使うことで、必要な歯だけを動かすことができますので、より単純化された治療ができるようになってきています。

■透明な取り外し式の矯正装置もあります

5年ほど前から人気が高くなってきた矯正治療法に、インビザラインやアソアライナー（旧名クリアアライナー）というシステムがあります。

使用する矯正装置は、透明なプラスティック製で目立たないうえに、取り外しもできるという特長を備えています。

この治療法では、まず歯型の石膏模型を使って矯正したい位置に模型の歯を動かします。そして、その位置で薄い透明なマウスピースのようなものを作製し、患者様にはめてもらうのです。

この装置は、食事や歯磨きのとき、大事な人に会ったりする際などには、自分で簡単に外せますので、とても便利です。

ただし、ブラケットを付ける一般の矯正治療に比べると、時間がかかり正確に動かすことも難しいという問題点もあります。

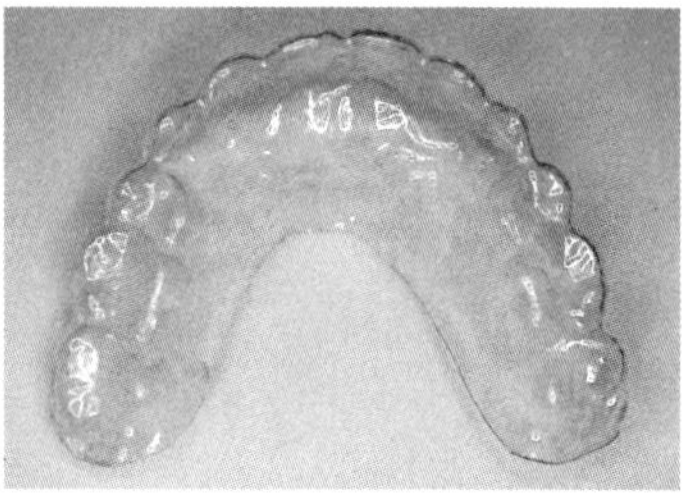
透明で目立たないアソアライナー

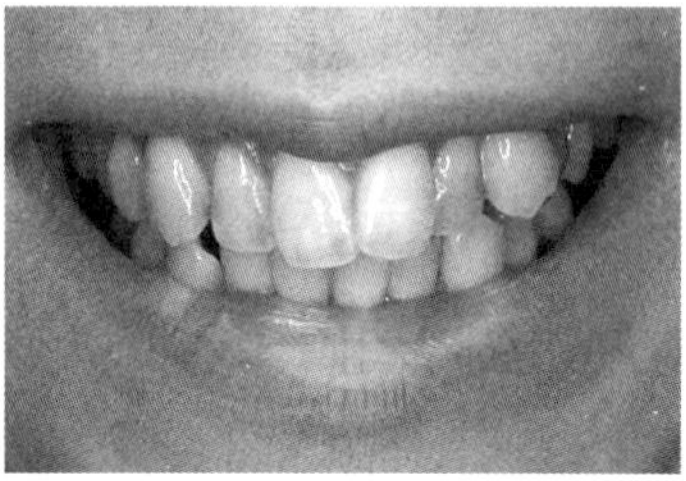
凸凹で不揃いの歯並び

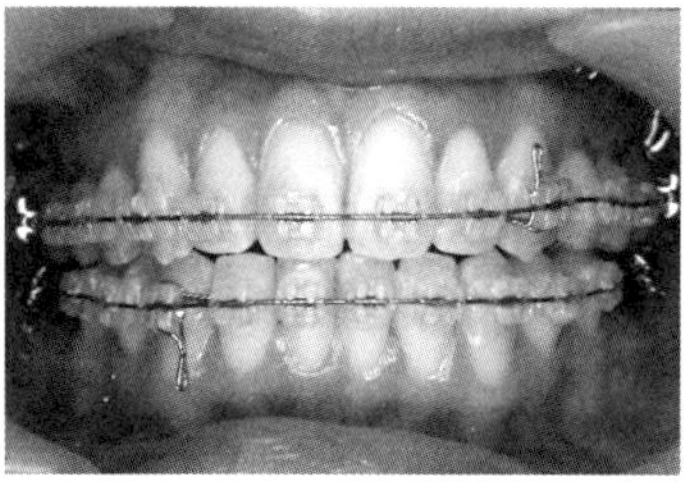
ブラケットで矯正

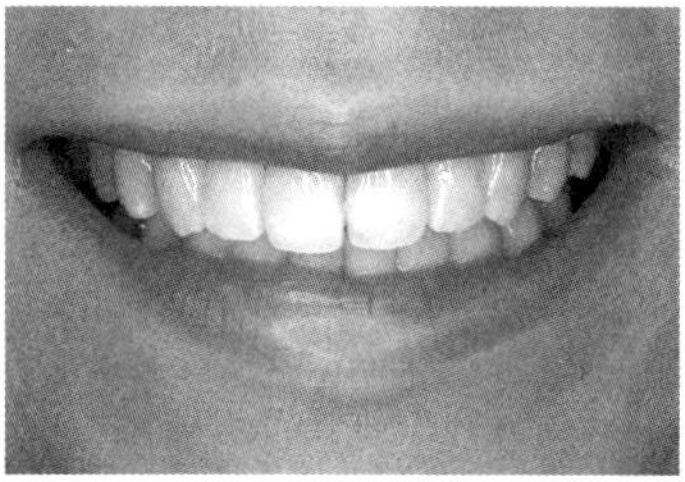
約１年の治療機関で綺麗な歯並びに

歯列矯正

■治療時間／２カ月～３年

■費　　用／15～150万円

上下前全体でブラケットを使用した場合	70～80万円
舌側矯正	120～150万円
インビザライン、アソアライナー	60～70万円

歯肉の色を、綺麗なピンクにする

人と話をしているときに、相手の口元、歯の色や歯並びが気になるものですが、他にも気になるものの一つに、歯肉があります。歯肉の色が悪かったり腫れていたりすると、話に集中できないばかりか、その人の印象まで悪くなってしまいます。

「あんなに綺麗なピンク色だったのに、どうしてこんなに変色してしまったのかしら?」と、歯肉がだんだん黒ずんでいくのを鏡に映しては、何度もため息をついている方も多いようです。

歯肉の変色にはさまざまな原因があり、改善するには以下のような方法があります。

●歯肉の一部が赤い。または紫色に腫れている……クリーニングとブラッシング指導

●歯肉の色が比較的広い範囲でどす黒い……メラニン色素除去法

●差し歯にした部分の歯肉が黒くなっている……差し歯のやり直し、外科手術

本来、健康な歯肉はピンク色で引き締まっているものですが、比較的広い範囲でどす黒く（暗褐色）変色しているのは、ほとんどの場合、メラニン色素の沈着によるものと思われますので、ここではその改善法について紹介します（局部的な変色や舌の黒ずみは、他の疾患が考えられます）。

メラニンとは、私たちの皮膚や組織内に存在する黒褐色または黒色の色素です。これが粘膜の下、0・5ミリくらいの顆粒層というところに沈着しているため、日常のブラッシングでは除去できないのです。

歯肉にメラニンが沈着する原因はまだよくわかってはいませんが、私の経験では、①喫煙、②口呼吸（空気が直接歯肉に当たることによる刺激）、③ガミースマイル（上顎の歯肉がむき出しになる笑い方）による歯肉の日焼けなどが考えられます。でも、原因を取りのぞいて治療をすれば元の綺麗なピンク色に再生できますから、それほど悩む必要はありません。

メラニン色素の沈着によって歯肉が黒くなっている場合、「フエノールアルコール（P－A）法」が、広範囲を短時間で処理できる効果的な方法です。「フエノールアルコール法」による治療の手順を簡単に説明しましょう。

①表面麻酔を塗る……まず、メラニンが沈着している歯肉に表面麻酔を塗ります。注射で麻酔をする必要はありません

②薬を塗る……液状のフエノールとアルコールを、歯肉に交互に塗ります

③3日～1週間後……個人差がありますが、3日くらいでメラニンを含んだ上皮が綺麗にはがれて、黒ずみがなくなります

上皮がはがれた直後は軽度のやけどをした状態ですから、2～3日はしみるかもしれませんが、1週間ほどすれば、ほとんどの場合、綺麗な歯肉に再生します。2週間ほど経っても歯肉が綺麗にならないときは、もう1度行います。2回治療を行えば完璧でしょう。通常、ほとんどの黒ずみを除去できます。

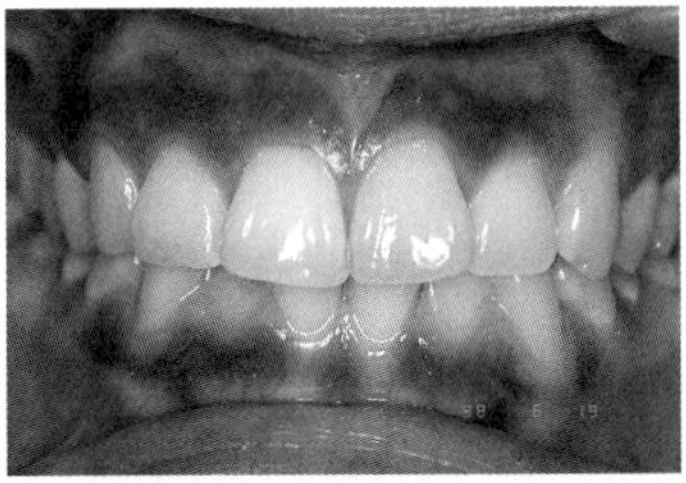
メラニンが沈着した歯肉

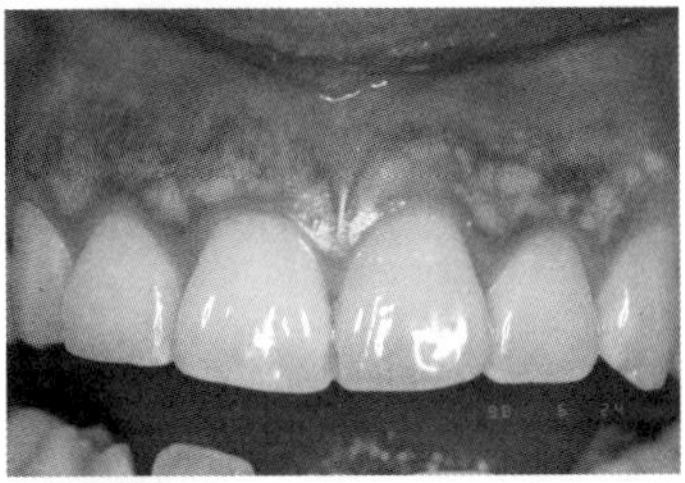
薬剤を塗る

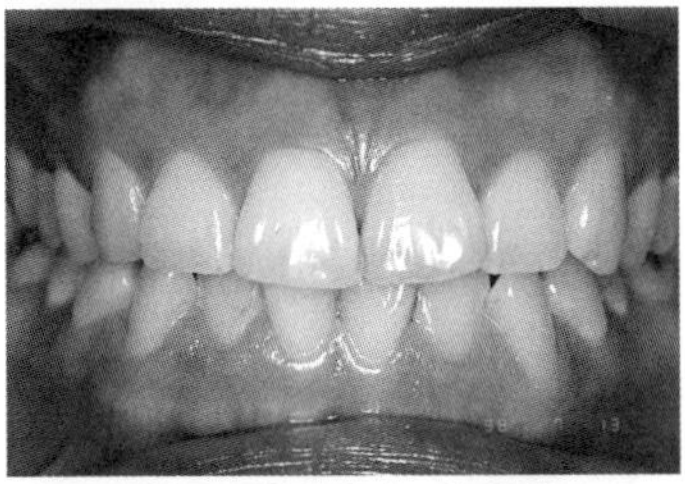
黒ずみが取れて綺麗になった歯肉

フェノールアルコール法

■治療時間／上下各30分（1～2回）
■費　用／上下各3万円前後
■耐久性／数年（個人差有）

歯肉の形を整える歯肉整形

歯肉の悩みには色だけではなく、形もあります。

たとえば、歯肉が盛り上がりすぎていたり、逆に痩せすぎている場合、それが気になって大きな口をあけて笑ったりすることができなくなり、極端なケースでは、人前に出ることすら苦手になったという方が意外に多いのです。

ここでは、そんな方々の悩みを解消するための治療法をご紹介します。

■歯冠延長外科手術

歯冠延長外科手術は、歯肉を切除して減らすことによって歯を長くする方法です。笑ったときに歯肉が見え過ぎてしまうガミースマイルの場合にも、有効な治療法です。

ただし、通常、単に歯肉切除を行うだけでは、歯肉は後戻りしてしまいますので、歯肉を剥離して歯槽骨を削除する必要があります。その理由は、歯槽骨から歯肉縁までの長さが3ミリ以下になってしまった場合、生物学的幅径というものが侵され、歯肉は元へ戻ってしまうからです。

少し専門的な説明になってしまいましたが、要は一般的な歯冠延長外科手術では、歯肉を切除するだけでなく歯槽骨まで削らなければならないということです。しかし、私(坪田)が開発したBTAテクニックは、セラミックを特殊な形状にして歯肉をブロックし、生物学的幅径は3次元的に維持されて後戻りしませんので、歯槽骨まで削る必要がなく、患者様の負担を大きく軽減した治療法なのです。

BTAテクニックについては、次頁で詳しく説明します。

■歯肉(結合組織)移植

歯肉が痩せて歯が長く見えてしまう場合には、歯肉(結合組織)を移植することで、歯肉を増やして歯の長さを短くすることができます。

移植に使う歯肉は通常、口蓋(上顎の内側)から取ってきます。

歯を抜いたあとが凹んでしまっている場合にも、歯肉を移植することで膨らませ、セラミックでできたブリッジがより自然に見えるようにすることもできます。

歯肉ラインを整える最新のＢＴＡテクニック

■ＢＴＡテクニックは、独自に開発した負担をかけない治療法

ＢＴＡ(Biological Tissue Adaptation　生物学的な歯肉組織の適合)テクニックは、セラミック治療を行う際に歯肉ラインを整えるために、私(坪田)が20年ほど前に独自に開発した治療法です。

この治療法によって左右バランスの良い歯肉ラインを作ったり、短すぎて不自然だった歯を長くしたり、歯肉の見え過ぎ(ガミースマイル)を治したりすることができます。

また、内側に入った歯を外側に出して美しく自然な仕上がりとする場

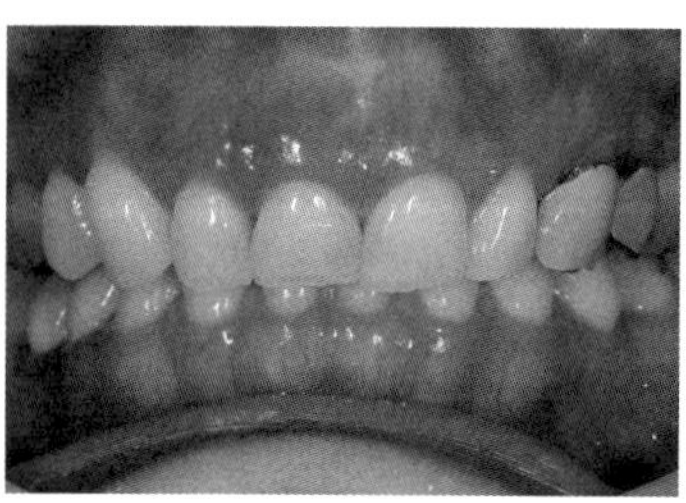

歯が短かく、笑うと歯肉が見えすぎる（治療前）

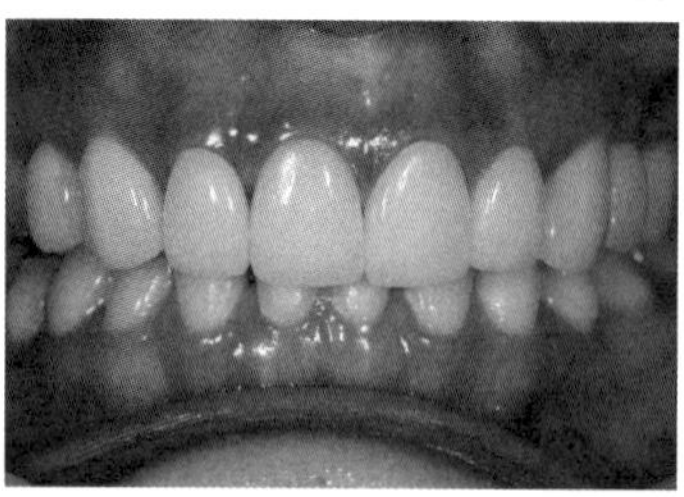

BTA テクニックを使ったラミネートベニアを装着して悩みは解決された

合やセラミックで歯並びを整える際にも、たいへん有効な治療です。

通常、歯肉ラインを整えるためには矯正治療で歯を移動させたり、歯肉を剥離して歯槽骨を削る大掛かりな歯冠延長手術という外科手術をする必要があります。しかし、そのようなことは患者様に肉体的、精神的、さらには時間的、経済的な負担をかけることにもなります。

しかも、矯正治療には移動させた歯の位置が後戻りしたり、それを防ぐために本来必要のない歯を削ってセラミッククラウンで連結することが必要になるかもしれません。大掛かりな外科手術を行っても歯肉が厚い場合には、歯肉ラインが後戻りする可能性も高くなります。

この治療法は、開発当初には従来の歯科医学からかなりかけ離れた非常識なものだったかもしれませんが、患者様の負担をなんとか減らして、歯肉ラインを整えることができないだろうかという思いで、チャレンジして経過を追って

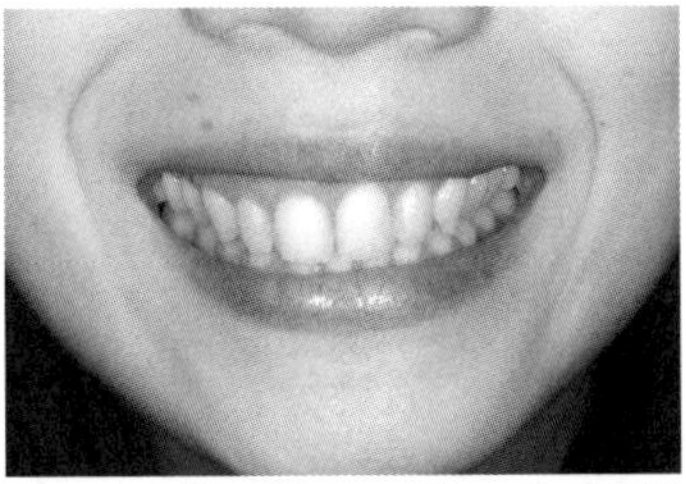

歯肉ラインが不対称で前歯のラインも整っていない（治療前）

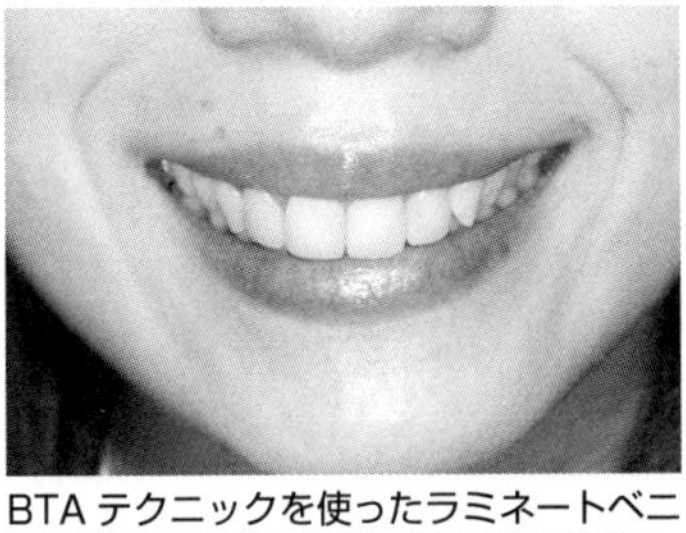

BTA テクニックを使ったラミネートベニアで前歯のラインも整った素敵な笑顔に

いました。それでも歯や歯肉に対して大きなリスクはなく、問題が起きたとしてもリカバリーできるものと確信していました。

すると、治療直後はもちろん何年経過しても何も問題は生じず、審美性はもちろん、歯肉も健康に保たれることがわかったのです。

ＢＴＡテクニックでは、エレクトロサージェリー（電気メス）で1～3ミリほど歯肉切除を行い、その歯肉の厚みとほぼ同じ厚みにセラミッククラウンやラミネートベニアのマージン（縁）を作って装着します。後戻りをしようとする歯肉は、そのマージンでブロックされてしまい、マージンの形に適合して隙間がなくなるのです。

以前からインプラントの治療では、ＢＴＡテクニックに似た治療が行われていました。

インプラントは直径4～5ミリのものを使うことが多く、奥歯のセラミッククラウンを作る際には、歯肉のなかで大きく膨らませないと審美的で自然に見えるものは作れません。前歯の場合でも、やや内側にインプラントを埋入して外側に膨らませて作ることを多くの歯科医師が行っていましたが、やはり問題が起きることはありませんでした。

そのため、天然歯に対して同じようなことを行っても問題が起きないのは、当然のことかもしれません。

■審美歯科学会での発表で受賞

ＢＴＡテクニックは、従来の歯科医学（歯科補綴学、歯周病学）の常識を超える方法でしたので、その成功するメカニズムについて説明がつくまでには長い時間が必要でした。

古いものから最新の研究論文までを見直し、基礎系の組織学や病理学の教授にも意見を聞くなど、５年ほどかかってようやく成功のメカニズムがわかってきたのです。

２０１０年には、日本補綴歯科学会の「日本補綴歯科学会誌」に何回もの厳しい査読（論文の審査）を経てやっと論文が掲載され、続いてメジャーな歯科ジャーナルである「日本歯科評論」にも2号に渡って掲載されました。

さらに２０１２年に開催された第23回日本歯科審美学会学術大会（第12回アジア歯科審美学会併催）では、英文によるＢＴＡテクニックのポスター発表を行い、評議員による投票の結果、64の発表のなかから光栄にも優秀発表賞（デンップライ賞）を受賞することが決まりました。
受賞式は、２０１３年の総会にて行われる予定です。

■ＢＴＡテクニックが成功するメカニズムとは？

日本歯科評論のなかでは、東京歯科大学・病理学教授の下野正基先生が、ＢＴＡテクニックについての病理学的、分子生物学的見地から、その成功する理由について述べられています。

冒頭でも説明したように、ＢＴＡとは、生物学的な組織（歯肉）の適合という意味です。ＢＴＡテクニックによって歯肉組織（上皮）がセラミックに適合することで、歯肉溝や歯周ポケットはほとんどなくなり、細菌の侵入が起きにくくなります。

下野教授は、ラット（ネズミ）の歯肉を切除した後、すぐにその部分に樹脂（スーパーボンド）を接触して付けたところ、接着タンパク（ラミニン、インテグリン）の発現が起こることを確認し、ＢＴＡテクニックにおいても同じような現象が起きて、歯肉はセラミックに上皮付着を起こしていると推測しています。

上皮付着が起こらずとも、ＢＴＡテクニックでは上皮が角化(角質化)せずに非角化した状態となり、滲出液が常に漏出して細菌の侵入から守ってくれるのです。

角化した上皮は、鎧のようなものでその部分から細菌が侵入することを防いではくれますが、防御するだけで攻撃の武器は持っていません。

一方、非角化した上皮は、鎧は身に着けていませんが、滲出液による洗浄能力を有し、その液中には白血球、免疫細胞、抗体といういろいろな武器を手にし、いつでも敵の攻撃に反撃できるように準備している状態なのです。

ＢＴＡテクニックを行った歯肉とセ

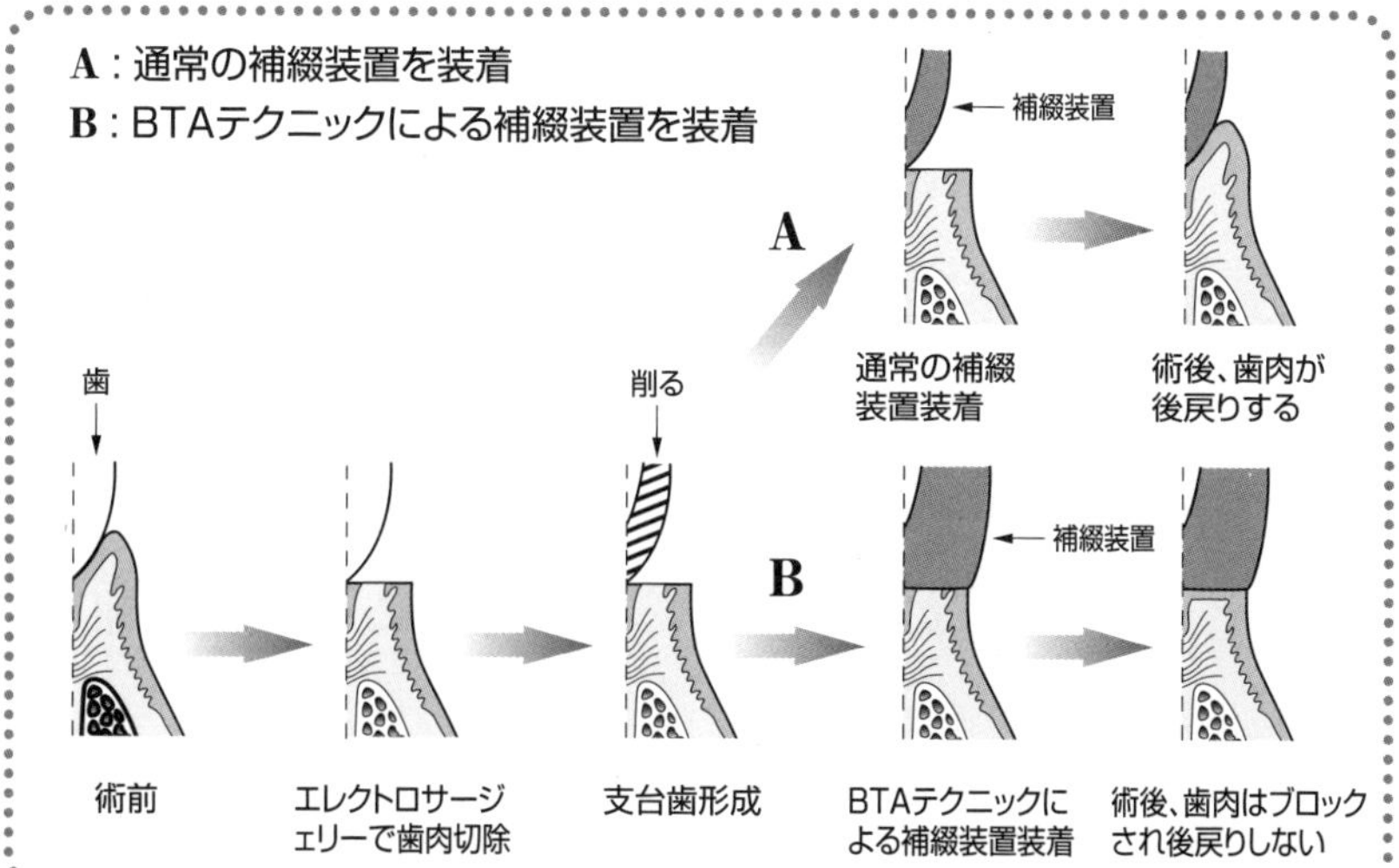

ラミックの境では基本的に隙間がないため、一度にたくさんの細菌の侵入はできません。仮にわずかな細菌が侵入できたとしても、大量の白血球などが攻撃してすぐに殺してしまいますので、たいへん強い防御システムになっているのではないかと考えています。

さらにBTAテクニックを行ったあとの歯肉は、厚みが増すために血流や細胞の再生能力の点で有利になり、歯肉退縮も起きにくくなり、セラミック治療後に起こるブラックマージン（歯と歯肉の境目が黒くなる現象）や歯周組織のアタッチメントロス（付着の喪失）を防ぐことが可能となります。

歯と歯肉との境の窪みも少なくなるので歯垢が溜まりにくく、歯磨きもしやすく、日々のメインテナンスが楽というメリットもあります。

最近では歯磨きが大好きという方が多く、大変望ましいことなのですが、歯に良いからと思って硬い歯ブラシでゴシゴシと一生懸命に磨くことで、かえって歯肉と歯にダメージを与えて歯肉が退縮してしまったり、歯根が楔状に削れてしまう方が非常に多くなってきています。一方、BTAテクニックを行った歯肉は、多少歯磨きが強くても退縮を起こしにくくなります。

■歯肉退縮を防ぐBTAテクニックの今後の展望

このように数多くの長所を持つBTAテクニックですが、私は現在、前歯だけにかぎらず、奥歯のセラミック治療やインプラントの審美的な治療にも積極的に使うようになりました。

奥歯には歯根が2～4本あり、歯肉の退縮が起きると歯根の分岐部（股の部分）が露出してきます。そのような状態になってくると歯垢の除去が難しくなり、非常にやっかいな分岐部病変というものに進行する可能性が高くなってしまいます。

しかし、BTAテクニックを用いると歯肉退縮を防ぐことができるため、分岐部が露出しそうになっている歯の分岐部病変への進行を防ぐことが可能なのです。

またインプラント治療においても、積極的にBTAテクニックを用いることで、自分の歯のような自然な形態を作ることが可能となり審美性をより高めることができ、さらにインプラントと歯肉との隙間を失くして歯磨きをしやすくすることで、歯肉の健康を保つことも優位になると考えています。

今後は、世界中の歯科医師にこの治療法を広め、より多くの患者様を幸せにしたいと願っています。

■BTAテクニックで歯肉退縮を防止

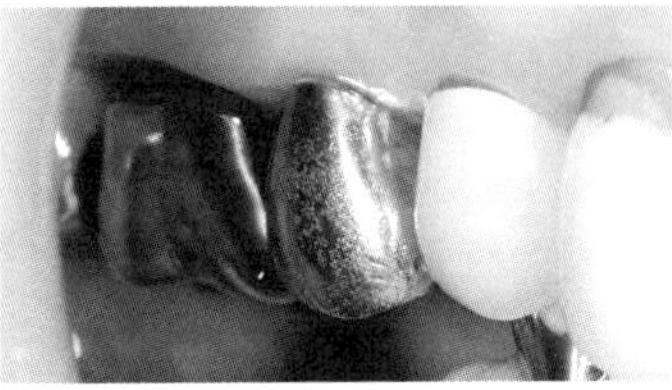

❶第一大臼歯（奥の金属冠）の歯肉が退縮し、歯根に楔状欠損が起きている

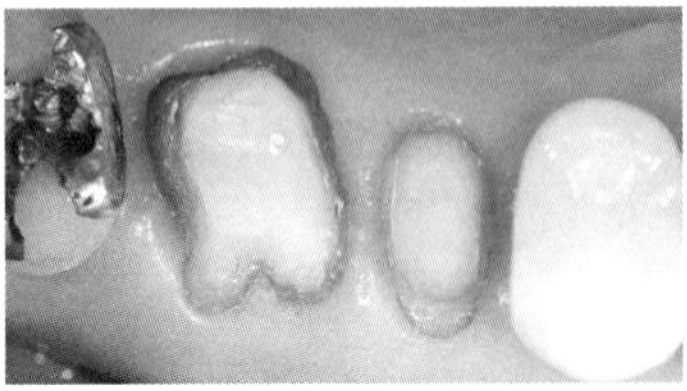

❷セラミッククラウンを被せる前の大臼歯（左側）は根分岐部が露出する寸前である

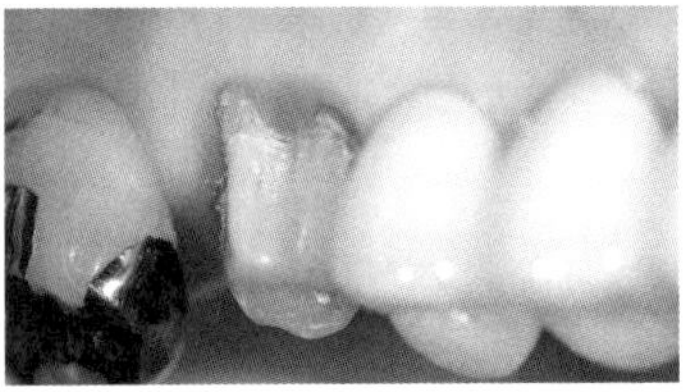

❸歯肉退縮、楔状欠損を防ぎ分岐部病変への進行も防止できる

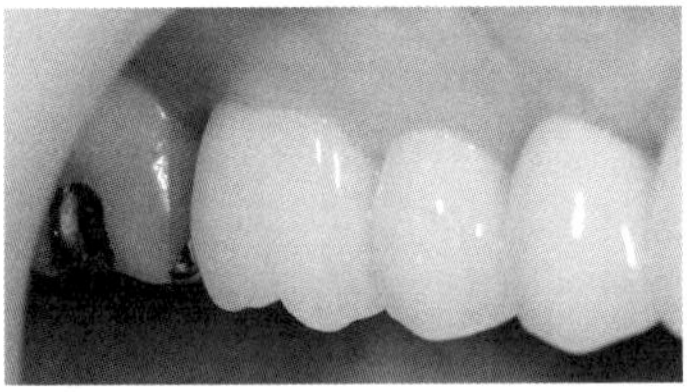

❹大臼歯にBTAテクニックでセラミッククラウンを被せた状態、3年経過

■インプラントにBTAテクニックを用いた症例

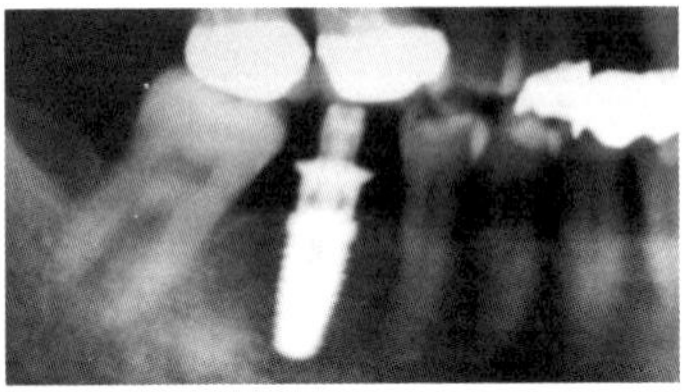

❶インプラントを埋入

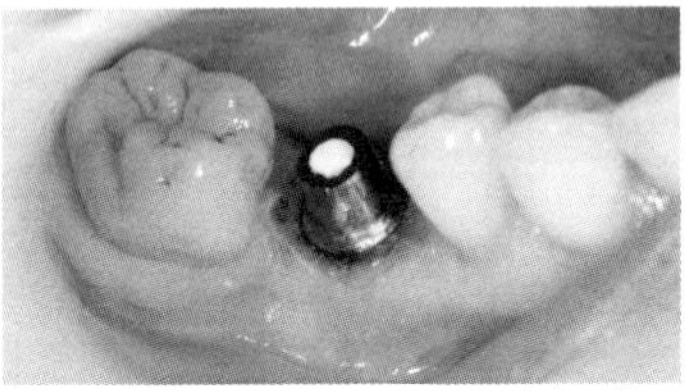

❷BTAテクニックで支台周りの歯肉を整形

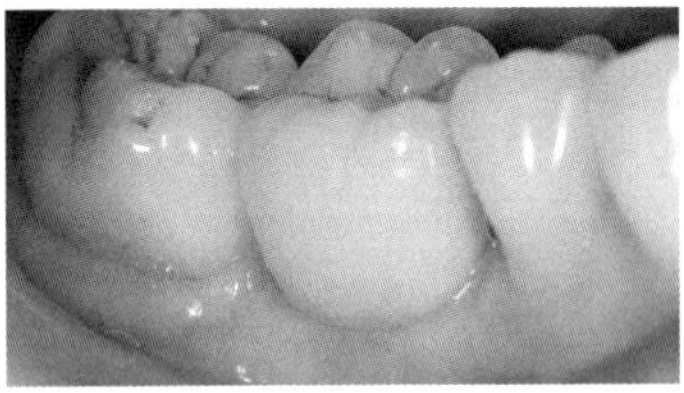

❸セラミッククラウンを装着

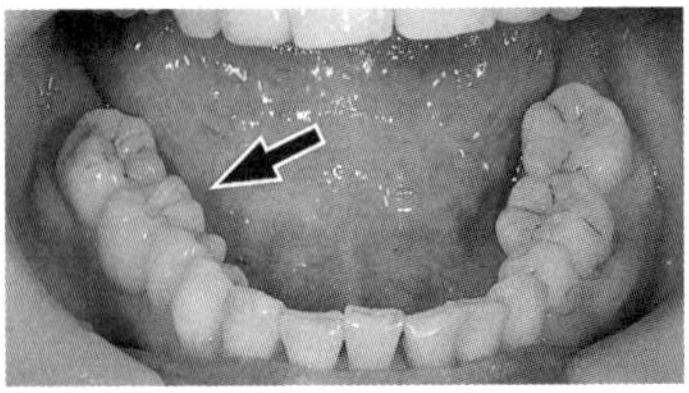

❹治療から2年後、歯肉も健康で審美的にも優れている

chapter

4

審美歯科治療の賢い受診法

治療の前に、カウンセリングを受けましょう

審美歯科治療は、カウンセリングから始まります。歯の悩みや希望は、人によってさまざまですから、治療をする前にまずその方の悩みや希望を歯科医師が詳しく聞いて、最も効果的な治療法を提案してわかりやすく説明する、それがカウンセリングです。

ですから、カウンセリングでは、歯について悩んでいることや気になっていることを、恥ずかしがらずに、できるだけ具体的に伝えることが重要です。そうすれば、歯科医師は最も良い答え（治療法）を考えてくれるでしょう。

患者様の悩みを解消して希望を実現するためには、いくつかの治療法が考えられることがあります。たとえば、あなたが歯並びを気にしている場合、治

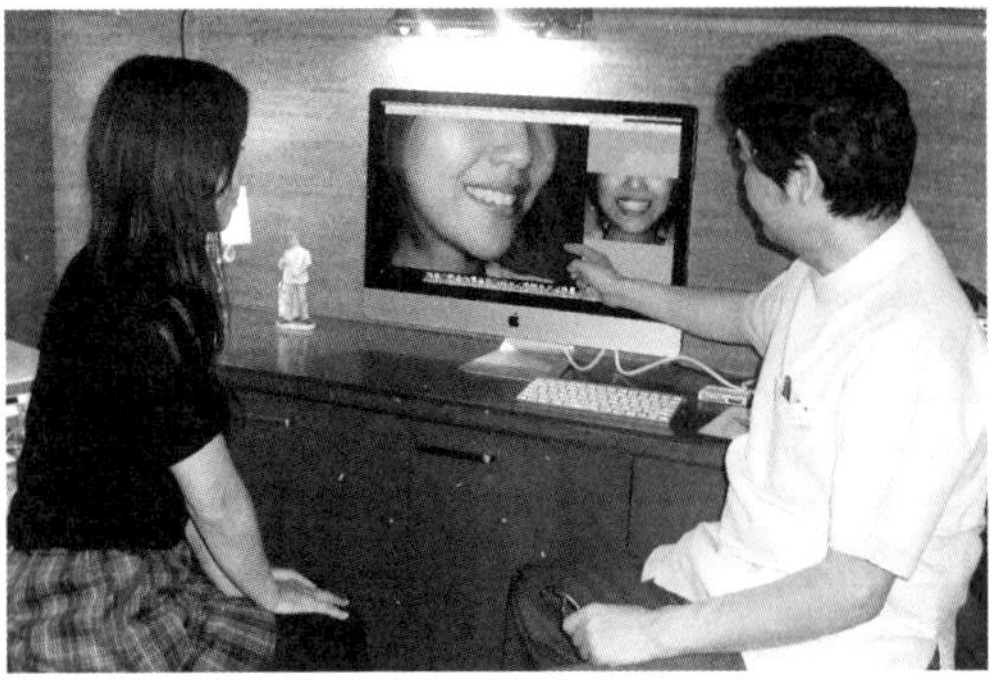

治療前の入念なカウンセリング

療法の一つとして歯列矯正治療があり、さらにはラミネートベニアやセラミックククラウンによる治療法もあります。

それらの治療法を提案されたとき、それぞれの治療法の長所と短所、治療期間や費用、治療のリスク、治療後の経過、治療中の過ごし方などについて、なるべく詳しく具体的な説明を受けることをお勧めします。

ただし、詳しい検査をしたうえでないと正確に答えることができない場合もありますので、その場合には検査をしてからになるかもしれません。

審美歯科のカウンセリングは無料で行っているクリニックが多いので、気軽に受けるといいでしょうが、カウンセリングと称してセールスをしているところには注意してください。カウンセリングだけを専門にするスタッフがいて、治療は別の歯科医師が行うというクリニックもありますが、私はあまりお勧めできません。カウンセリングと言っても、実際には歯や歯肉の診査をして治療計画をたてる必要がありますので、治療を行う歯科医師自身が直接、カウンセリングを行うことがベストだと思います。

カウンセリングで治療法が決まったら、その内容や期間、費用などについて記載された見積り書を出してもらいましょう。

自分の希望を具体的に伝えましょう

審美歯科医は専門的な知識と技術（治療法）を持っていますので、患者様が何も言わなくても、どこをどのように治すと魅力的な口元になるのかはわかりますが、具体的にあなたの希望を伝えることは、たいへん重要です。

ひとくちに歯並びを治したいと言っても、人によって気になっているところは違いますし、矯正装置を付けることを希望しない方もいます。現在の歯のどこがどのように気になっているのか？　などを具体的に聞くことで、ベストの治療法を選択することが可能となるのです。

そのためには、カウンセリングを受ける前に鏡でよく自分の歯を見て、相談したいことをメモに書いてお持ちになると良いと思います。

また、芸能人やモデルのなかで好きな歯や歯並びの人がいたら、その人の笑って歯が見えている写真を持参するとどんな歯になりたいのか、イメージしやすくなるので、良いかもしれません。

信頼できる歯科医院を選びましょう

審美歯科と言っても、全て同じ治療を行っているわけではありません。治療のレベルも各歯科医院でかなり違っています。

最近は、たくさんの歯科医院が看板などに審美歯科と書き入れていますが、その歯科医院が本当に審美歯科に力を入れているとは限りません。それでは、信頼できる良い歯科医院を見つけるためには、どうすればいいのでしょう?

まず、カウンセリングに時間をとって丁寧に説明してくれる歯科医院であるかどうかが、歯科医院選びの第一の基準となります。カウンセリングに十分な時間をとらないようなところでは、治療が始まってからトラブルが起きる可能性が高くなる怖れがあるからです。審美治療は全て自費の治療ですから、保険診療よりもずっと質の高い治療でなければなりません。

保険を中心に治療を行っている歯科医院と、自費治療に重点を置いて治療を行っている歯科医院を比較するなら、自費治療に重点を置いている方をお勧めします。保険診療に重点を置いている歯科医院では時間に追われるため、ついつい効率を重視した診療体系になってしまいがちですが、自費治療を中心に行っている歯科医院では、量よりも質を重んじた治療のシステムができていますので、満足できる診療を受けられる可能性が高いと思います。

歯科医師の腕の差を知る方法は？

では、実際に治療に当たる歯科医師について述べましょう。

歯科医師の審美歯科の経験年数や経歴、資格などを知ることは、とても重要です。そのことで審美歯科としての専門的知識や経験が豊富かどうか、ある程度判断できると思います。

最近はインターネットで、歯科医院そして働いている歯科医師の情報を詳しく知ることができますので、是非、参考になさってください。

それからもう一つ大切なポイントがあります。

それは、自分の悩みに似た方の治療前後の写真（症例）を見せてもらうこと。

審美歯科医師は、自分の行った治療を記録として写真に残しているはずです。記録写真は、患者様への治療前後の説明と、歯科医師が自ら行った治療を省みるために、たいへん重要な資料となるからです。

また学会や研修会等における発表でも必ず写真が必要となりますので、熱心な歯科医師はたくさんの写真を記録として残しています。

ですから、自分の悩みに似た方の治療前後の写真や数年経過後の写真を見せてもらって比較すれば、かなりその歯科医師の腕はわかります。

さて、歯科医師の腕がわかったとして、それで安心というわけではありません。実は腕の差よりもっと大事なものがあるのです。

それが、審美治療に対するこだわりと熱意です。

いくら腕が良い審美歯科医師でも、常に「最高の治療をしよう」、「患者様に心から喜んでもらおう」という、こだわりと熱意がなかったら、質の高い治療にはならないと私は思います。

審美歯科治療は、正直に言って、本当に面倒なことを確実に行わなければなりませんので、いくら腕が良くても、審美に対するこだわりと熱意なしには本当に患者様が満足される治療はできないのです。

治療費の安さで歯科医院を選ぶことは危険です

歯の治療をすることは、物を買うことと同列で語れるものではありません。あなたがパソコンやテレビなどを買うのでしたら、量販店に行って安く買うことをお勧めしますが、同じような感覚で治療費の安さによって歯科医院を選ぶことは間違っています。

歯の治療は、患者様一人ひとりの状況（症状）や希望（治療結果）、それに適した治療法がそれぞれ異なるのですから、家電のような同一の製品を買うこととはまったく違うのです。「安かろう、悪かろう」という言葉がありますが、良い治療を受けようと思っているのでしたら、適切な治療費を支払うという気持ちになっていただきたいと思います。

もちろん、高ければ高いほど良いというわけではありませんが、自分の治療に対しての自信と患者様への責任をしっかり認識している歯科医師は、決して安売りはしないはずです。

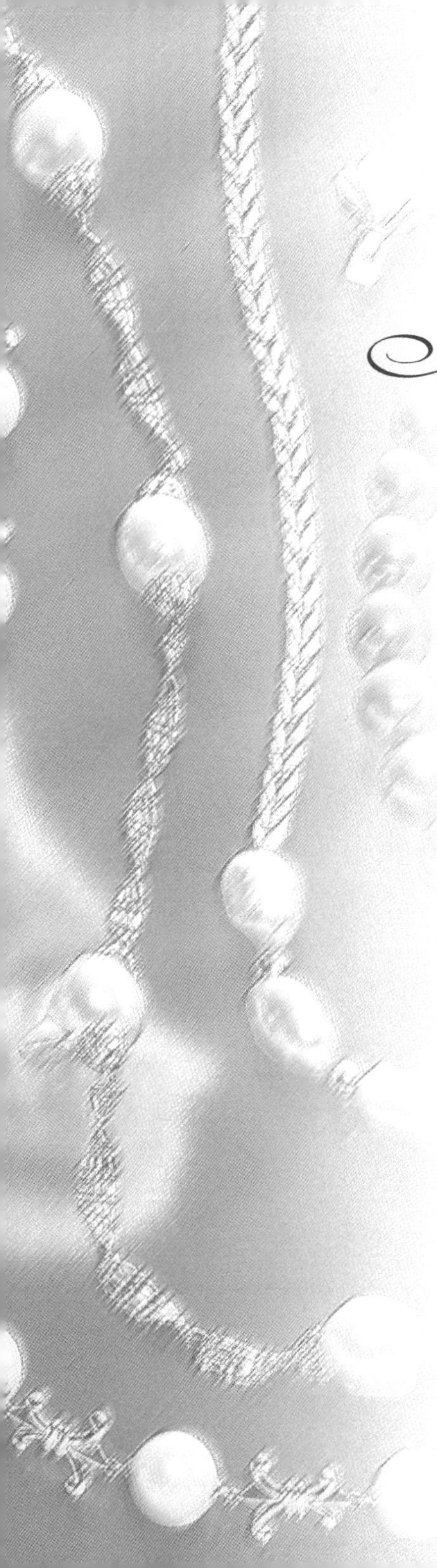

chapter
5
最新歯科治療・インプラント

歯をなくしたら……、安心・安全のインプラント治療

「一生、自分の歯でおいしく食べたい！」これは誰しもが願うことです。しかし、残念ながら、事故などで不幸にして歯が抜けてしまったり、あるいはむし歯や歯周病が進行して抜かなければならなくなってしまうことがあります。

こんなとき、どうすれば良いのでしょうか？　今までは、歯がなくなってしまった部分に取り外し式の入れ歯を入れるか、前後に歯が残っている場合なら、それらを数本削って連結して固定する（ブリッジ）かのどちらかでした。

皆さんはきっとこう思われるはずです。「どちらもイヤだ。乳歯のあとの永久歯のように、もう一度新しい歯がはえてきてくれないかなぁ……」

この叶わぬ夢を可能にしたのがインプラント治療です。歯をなくした部分に人工歯根を植え込んで人工歯を被せ、あたかももう一度歯がはえてきたのと同じような状態に甦らせる——。

まさしくこれが、インプラントが第二の永久歯と呼ばれるゆえんなのです。

■インプラント治療

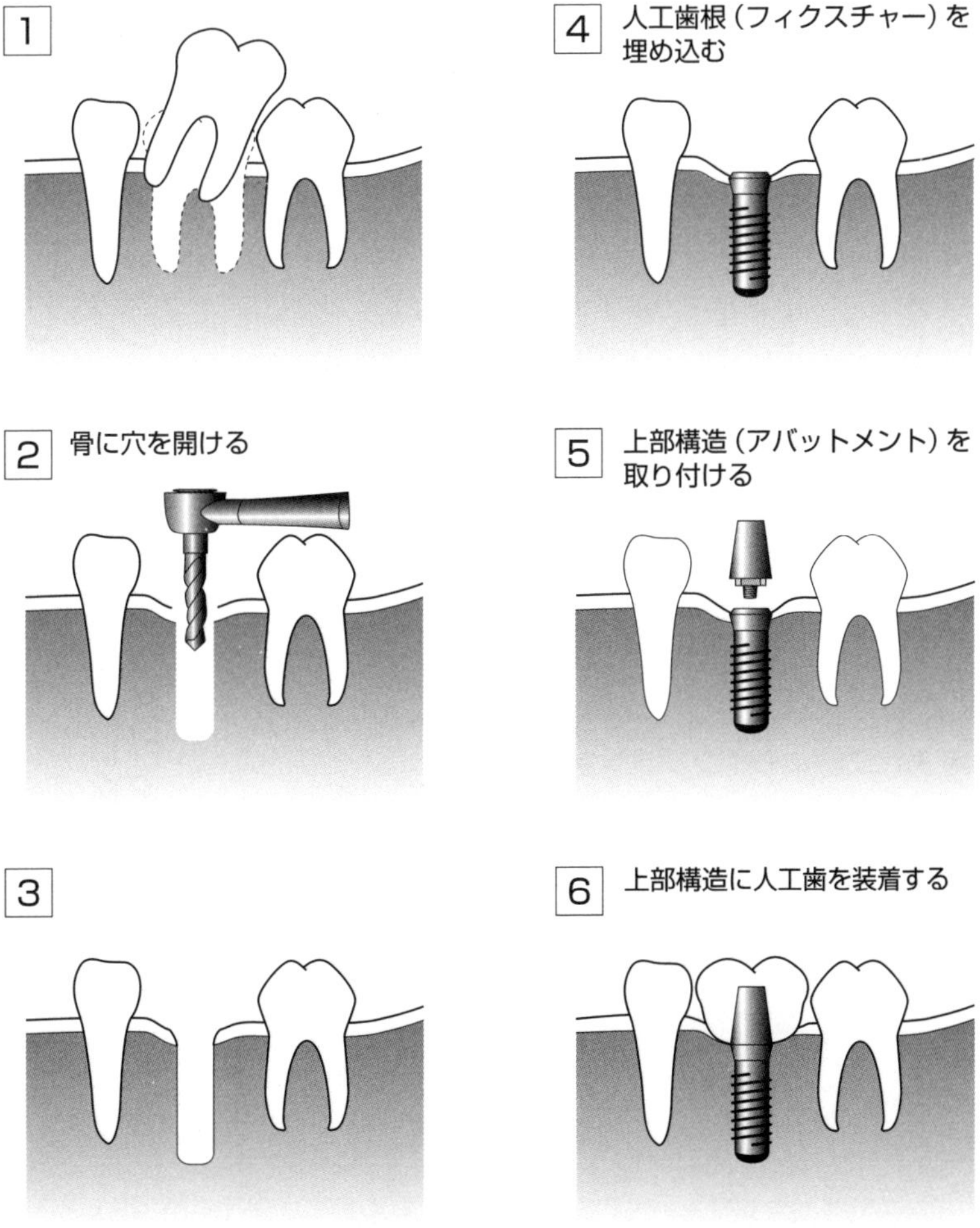
1
4 人工歯根（フィクスチャー）を埋め込む
2 骨に穴を開ける
5 上部構造（アバットメント）を取り付ける
3
6 上部構造に人工歯を装着する

インプラントの歴史と、近代インプラント治療の開発

インプラントは、最近開発された治療法と思っている方が多いようですが、実は古代マヤ文明やインカ帝国においてすでに行われており、たとえばインカ帝国の遺跡からは顎の骨に歯の形に削った貝殻や、黒曜石などを埋め込んだ人骨が発見されていますし、エジプトでは、象牙の歯が植えられた人骨が見つかっています。現代のように科学的に立証された方法ではなかったため、決して長持ちはしなかったと考えられますが、太古の昔からなんとかして失った歯をもう一度取り戻したいという思いは強かったようです。

■古代文明にもインプラントは存在した

1931 年、ウィルソン・ポペノー夫妻がホンジュラスで発掘した古代マヤ文明のミイラには、下顎前歯部に３本の真珠貝製のインプラントが埋入されていた

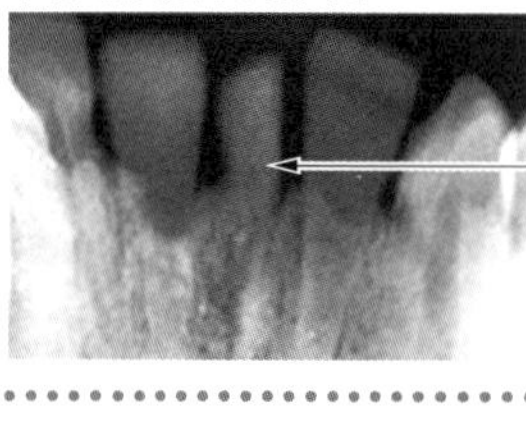

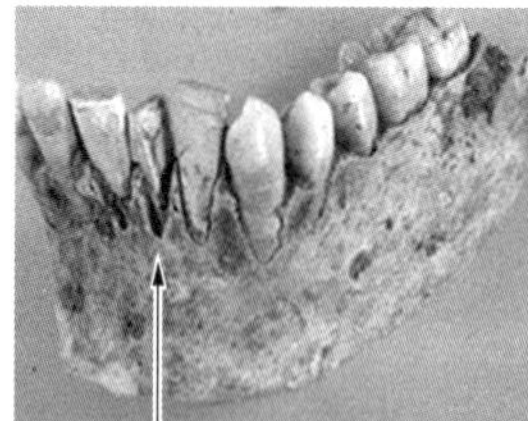

真珠貝でできたインプラント

では一体いつごろから人間の顎の骨に強固でしかも長期間安定して固着するインプラント(人工歯根)が開発されたのでしょうか？　古くからさまざまな材質(金・サファイア・エメラルド・アルミニュウム・ステンレス等)を使ったインプラントが研究されてきましたが、人の体に異物が入り込んだ場合、この異物に対してアレルギーを起こし、排除しようという働きが生じます。このため長期間にわたり安定して骨を結合する方法は考えられなかったのです。

しかし、1952年、スウェーデンの整形外科医・ブローネマルク博士が、研究のためにウサギの足に埋め込んだチタン製のプレートが骨と完全に結合していることを偶然発見し、この現象をオッセオインテグレーションと名づけました(オッセオは「骨」、インテグレーションは「統合」という意味)。その後、博士は基礎研究を続けながら、オッセオインテグレーションを利用したインプラントを開発しました。そして、15年以上にわたる臨床研究のデータをもとにブローネマルクシステムを確立し、以後、チタン製のインプラントが世界中の臨床の場で使われるようになったのです。現在、発表されているブローネマルクシステムの20年累積残存率(83年から85年にかけて治療された報告)には、上顎90・00％、下顎92・03％というデータがあります。

■インプラントと天然歯の違い

では、インプラントと天然歯にはどのような違いがあるのでしょうか。

下図のように、天然歯もインプラントも骨のなかに根の部分が埋まって支えられています。一番の違いは、天然歯は顎の骨と直接くっつくのではなく、シャーピーの繊維という靭帯からなる歯根膜によって保持されていることです。これに比べインプラントは顎の骨とダイレクトに結合しています。このため天然歯はつまんでゆすると少し動きますが、インプラントはまったく動きません。また、天然歯の中心には神経や血管が入っていますが、インプラントにはこの神経がありませんので、冷たい物がしみる等の感覚はないのです。

■インプラントと天然歯の違い

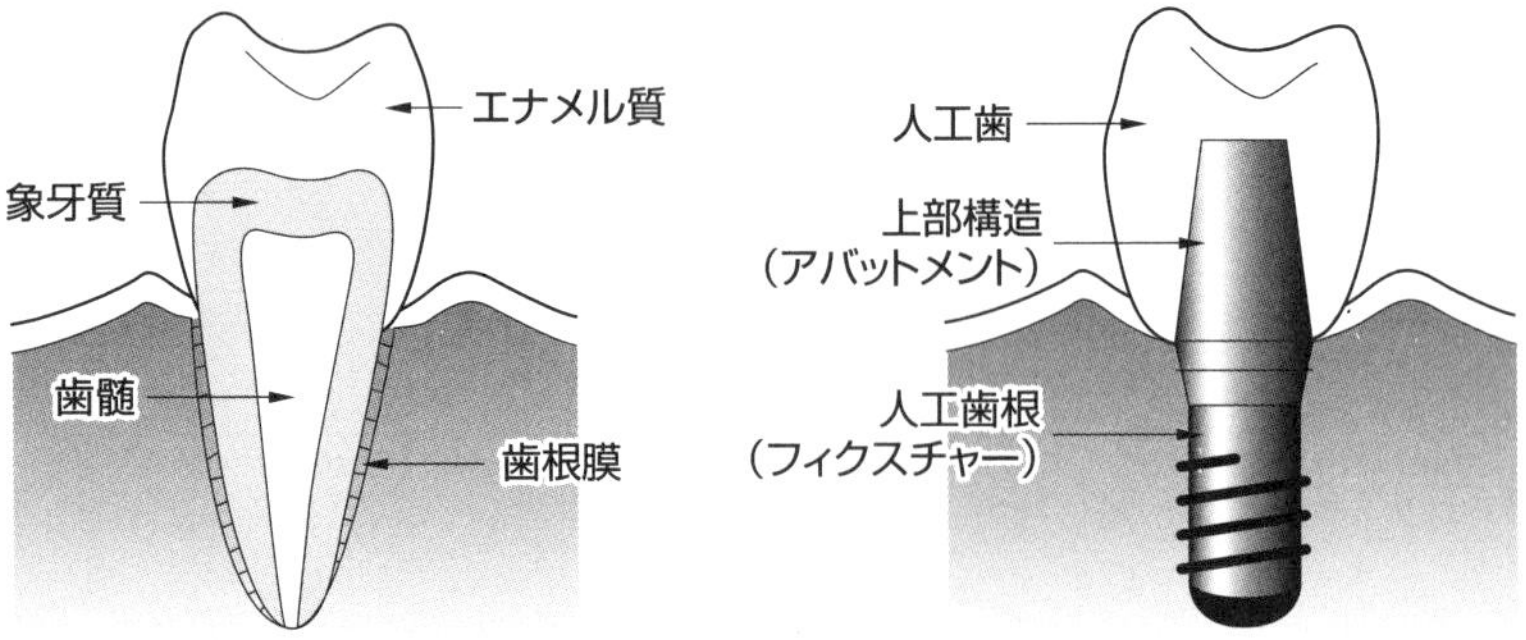

■入れ歯やブリッジとの違い

これまで、なくした歯を補うには取り外し式の入れ歯にするか、両隣の歯を削って橋渡しをする（ブリッジ）という治療法しかありませんでした。

取り外し式の入れ歯は、前後の歯に金属のバネでひっかけて入れ歯を固定しなければならないために、金属が目立つとか、食べ物がくっついて溜まるなどの違和感や不快感があります。

また、歯が1本もなくなってしまった場合は、総入れ歯で歯肉をおおってその吸いつき（吸盤の原理）のみで安定させなければなりません。このため、すぐに外れたり歯肉に当たって痛かったりと大変噛みにくいうえに、食べ

■入れ歯とブリッジ

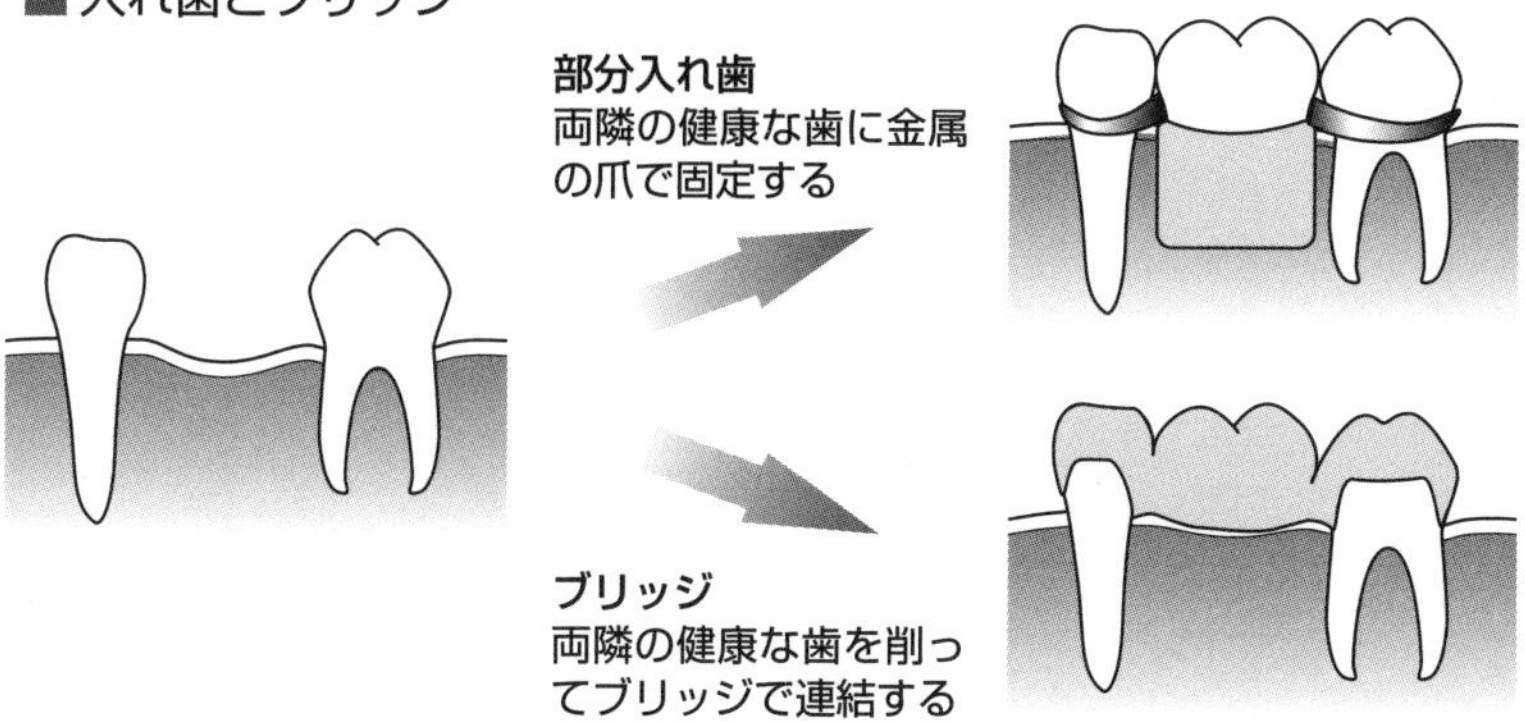
部分入れ歯
両隣の健康な歯に金属の爪で固定する
ブリッジ
両隣の健康な歯を削ってブリッジで連結する

物の味がわかりにくくなったりしゃべりづらいなど、天然歯に比べて数多くの欠点があります。

ブリッジは両隣の歯に橋渡しをするため、まったく問題のない健康な歯を削る必要があります。場合によっては歯の神経を取ってしまわなければならないこともあり、大きなリスクを伴います。また、抜けた歯が多いケースでは支えとなる歯が足りず、ブリッジにできない場合もあります。

いずれにしろ、入れ歯・ブリッジ共に残っている歯に相当な力学的負担をかけることとなり、また汚れも溜まりやすいため、むし歯や歯周病などのリスクが高くなり、結果的に残っている歯の寿命を短くしてしまうことになってしまいます。

一方、インプラントは顎の骨に人工歯根を直接植え込みますので、周囲の歯に負担がかからないどころか、植え込んだ人工歯根全体でしっかり歯を支えてくれますので、周囲の歯の負担は軽減され、残っている歯が長持ちするという結果となっています。

噛む力も天然歯とほとんど差がなく、快適に使用することができますので、食事がおいしく胃腸に対する負担も軽くなります。また、脳への刺激や免疫物

■ それぞれのメリット・デメリット

	メリット	デメリット
インプラント 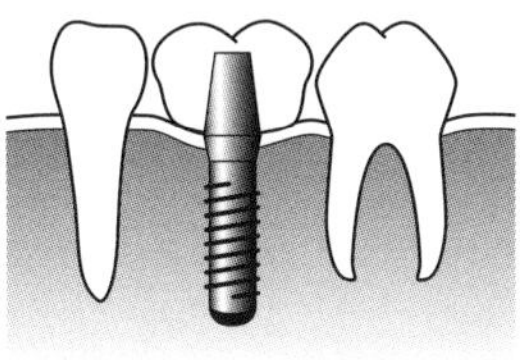	●周囲の歯に負担をかけない ●健康な歯を削らなくてすむ ●しっかり固定されて取り外しする必要がない	●健康保険が使えない ●外科手術が必要

	メリット	デメリット
義歯（部分入れ歯） 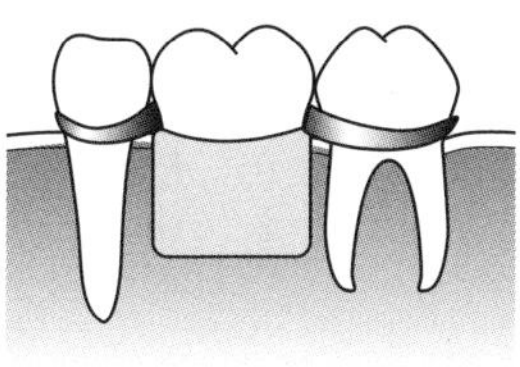	●健康な歯を削らなくてすむ	●支える歯に余計な負担をかける ●違和感が大きい ●バネなど見た目に劣る ●毎晩取り外す必要がある ●飲み込むリスクがある ●合わないと歯肉が痛い

	メリット	デメリット
ブリッジ 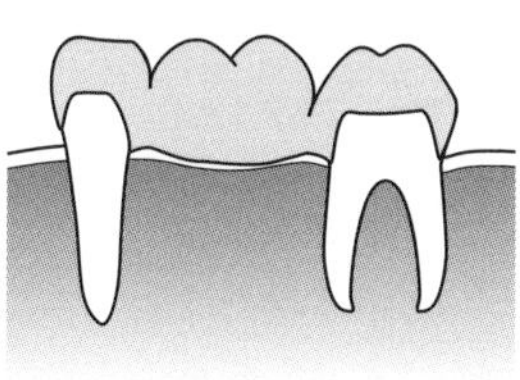	●取り外ししなくてすむ	●両隣の健康な歯を削る必要がある ●支える歯に負担がかかる ●食べ物が詰まりやすく口腔内が不衛生になりやすい

質を多く含む唾液の分泌を促進するという効果もあり、入れ歯やブリッジを使っておられる方に比べて、認知症の予防にもなり、健康的で長生きされる方が多いというデータがあります。

ちなみに大阪大学の研究では、インプラント治療によってしっかり噛めるようになることで、約6～7年寿命が延びるという結果がでています。

見た目も入れ歯やブリッジと違ってごく自然ですから、口元も美しくなり、精神的にも充実してイキイキと若返られる方が多いようです。これがインプラントの最大のメリットと言えるでしょう。

■噛む力と寿命(年齢階級別・主観的咀嚼障害の有無別にみた依存生存率)

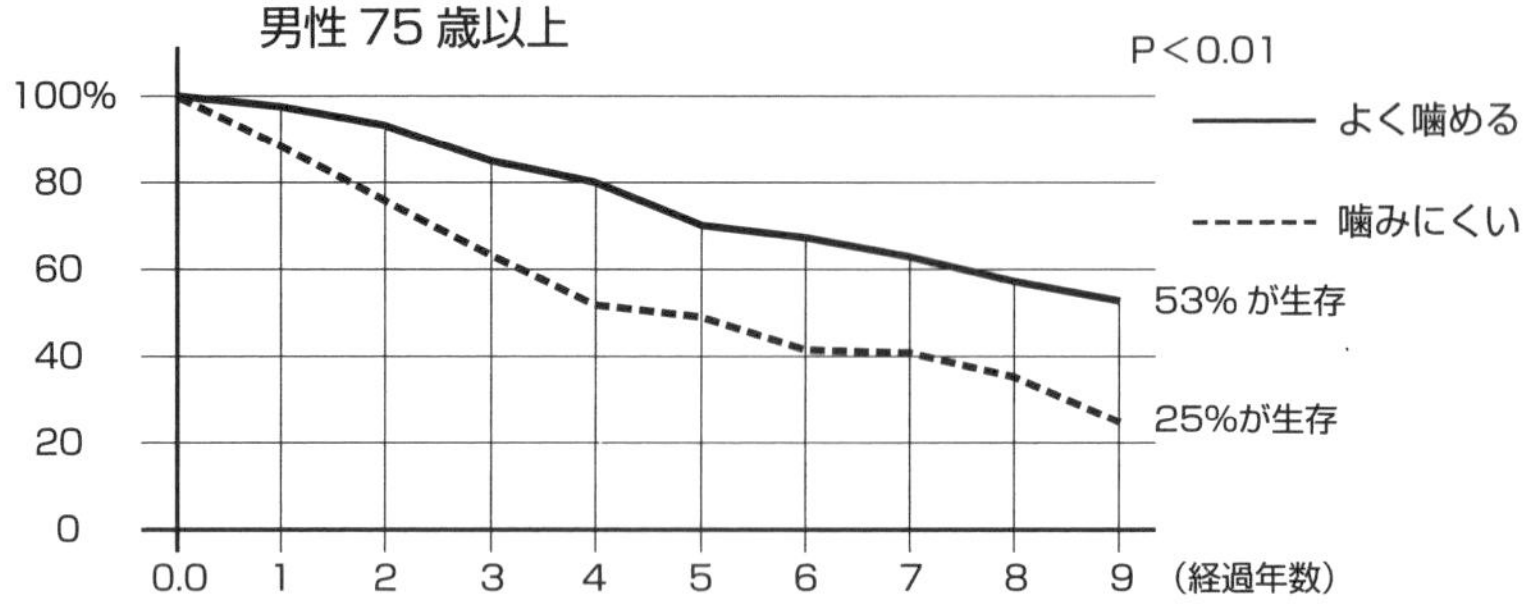

大阪大学大学院医学系研究科社会環境医学講座より出展

もっと詳しく知ることで、インプラントの不安を解消

インプラントのメリットとデメリットについて、もう少し詳しく説明しましょう。

■メリット

●健康な歯を傷めない

両隣の歯を削ったり、バネをかけることがないうえ、余分な噛み合わせの負担をかけないですむ

●取り外しの煩わしさがない

インプラントは骨としっかり固定されているため、取り外しの煩わしさや噛んでいて外れるということがない（入れ歯のように取り外して洗う必要もない）

●痛くない

入れ歯が歯肉に当たって痛いとか、歯を削って被せたためにその歯がしみ

るなどの苦痛がない

●違和感がない

入れ歯のバネが頬や歯に当たる、あるいはブリッジのつながった歯の下に物が入って取れない、などの違和感があまりない

●しっかりとよく噛める

インプラントは骨に結合しているため、ほとんど天然の歯と同じくらいしっかりと噛める(入れ歯で噛む力の約20倍)ので、残っている歯に負担をかけるどころか助ける力がある。よく噛めることで認知症の予防にも役立ち、全身の健康状態も良くなって寿命が延びる(65歳男性で約6~7年伸びる)

●再治療のリスクが少ない

ブリッジや入れ歯では、ブリッジを被せたり入れ歯のバネをかけた歯が悪くなると全部外して作り直しになるが、インプラントはその部分だけの治療ですむ

●見た目や発音が自然

見た目が不自然な入れ歯のバネやブリッジの金属部分などがなく、とても自然。また、発音も自然で口臭の原因となる汚れのたまり場も少なく、口

が臭うということもない

●笑顔が美しくなる

自然な美しさと快適さを取り戻すことで口元に自信がもて、笑顔が取り戻せる

■デメリット

●外科的な手術をしなければならない

●顎の骨が著しく吸収してしまった場合、骨移植等を行って骨を作らないとインプラントが入れられない

●インプラント手術ができないケースがある(不適応症)

重症の糖尿病、腎臓病、肝臓病

骨粗しょう症によりビスフォスフォネート系の薬を服用している人

ヘビースモーカー、18歳未満の成長期にある人

チタンアレルギーの人

●健康保険外の自由診療なので費用がかかる

インプラント治療の失敗症例としては、以下のケースが考えられます。
①手術中の感染による、インプラントの骨への結合不良および早期脱落
②顎の骨量不足による結合不良
③顎の血管や神経の損傷による出血やマヒ
④インプラントの周囲炎による脱落

①は、設備が整った手術室が完備され、器具を滅菌するなど感染防止対策を確実に行っているクリニックであれば心配ありません。
②は、骨の不足部位に新たに骨を作る最新技術によって、ほぼ解消されつつあります（造骨法については118頁参照）。
③は、術前にCTレントゲン等で3次元的に確認しておけば問題は起こりません。
④は、天然歯に起こる歯周病と同じように進行します。このためインプラントであれ天然歯であれ、家庭での日々の歯磨きなどのケアや、定期的な歯科医院でのメインテナンスをしっかり行えば心配はありません。

インプラント治療の流れ

①問　診

患者様個々の悩み、希望、今までの病歴（全身状態）、口腔内の病歴、喫煙、アレルギー、診療時間・診療費の希望などを話し合う

②検　査

レントゲン、パノラマ

CT

必要により血液検査

歯型、噛み合わせ模型、噛み合わせ状態、残存歯の状況（むし歯・歯周病など）、口腔清掃の状況

③カウンセリング

問診と各種検査の結果から、手術の可否、その他手術様式、使用インプラントタイプ、手術日数や費用、診療期間等を詳しく説明

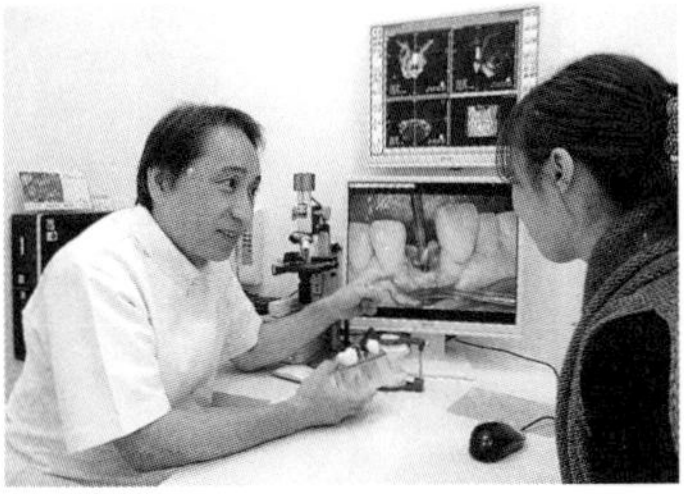

カウンセリング風景

④手　術

〈一次手術〉……インプラント埋入……基本的には1～2本の埋入に1時間程度必要（骨が少ない場合は増骨等を同時に行う）

〈二次手術〉……骨との結合を待ち（通常2～3カ月）、歯肉に小さな穴を開け、インプラントに人工歯を被せるため、歯肉の形を整える

〈型取り〉………最終的な被せ物を作るための型取りを行う

〈人工歯の作成〉…インプラントに土台を取り付け、最終的な人工歯を装着

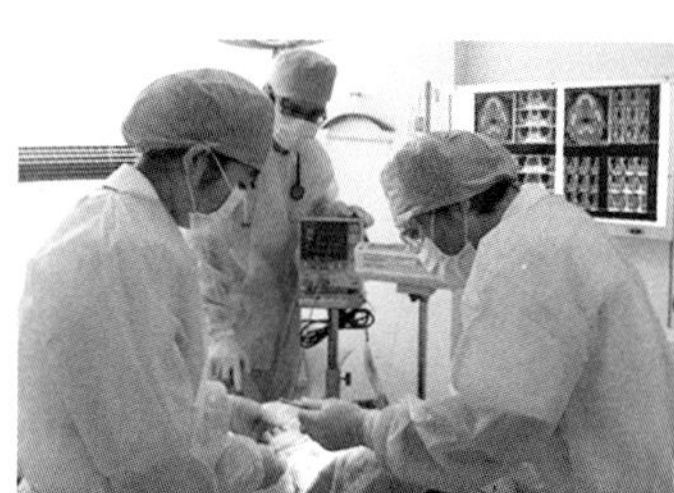
インプラント手術風景

⑤メインテナンス

インプラントは100％むし歯になることはありませんが、歯周病になる可能性はありますので、しっかり定期的に管理する必要があります

失われた歯の数、部位、植立する場所の骨の深さや幅、骨質（密度）また全身状況などにより、治療にもさまざまな選択肢があります。事前の問診や各種検査の結果から総合的に判断して治療計画を立てますが、術前のカウンセリングで担当医と話し合って疑問を解決してから手術に臨むことが大切です。

最新のインプラント治療

■即時荷重とオールオン4

すでに完成された治療法として広く行われているインプラントですが、まだまだ進化を続けています。

最近ではインプラントを植立したその日のうちに仮歯まで装置してすぐに噛んでもらう即日荷重という方法や、まったく歯がない入れ歯の方でも上下の顎に4本ずつのインプラントを植立し、その日のうちに仮歯を装着する（オールオン4テクニック）などさまざまな方法が開発されています。しかしながら、適応症が限られており、すべての患者様にできるわけではありません。いずれにしろ、どの手術が最も適しているのか術前の綿密な診査としっかりした治療計画が必要となります。

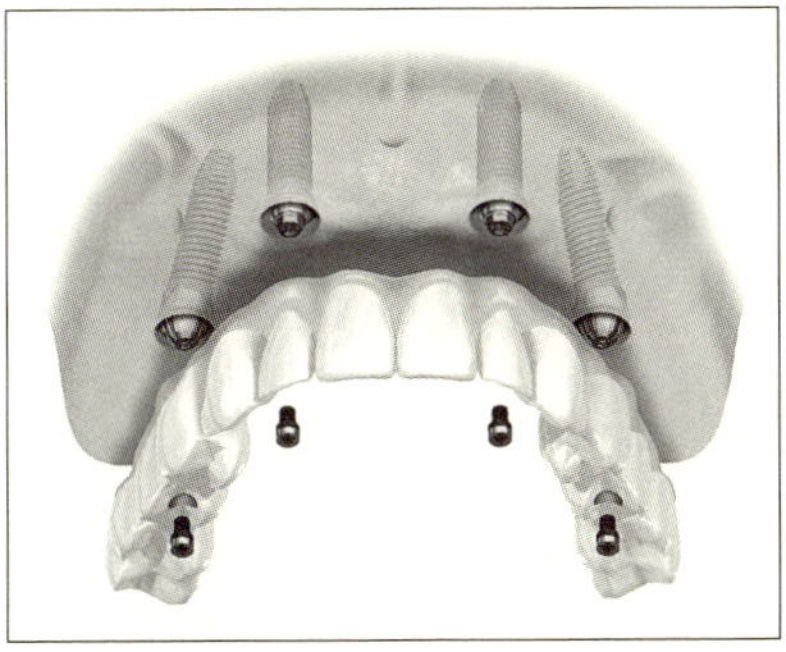

資料提供：Nobel Biocare

■理想的な場所にインプラントを植立するトップダウントリートメント

「顎の骨がほとんどなく、入れ歯も落ち着きません。こんな状況でもインプラントが入れられるのですか?」という質問がよくあります。

審美的にも噛み合わせ的にも理想とされる場所にインプラントが植立できれば、最高の結果が得られます。

しかし、顎の骨の吸収が著しく進んでいるため骨の幅や骨の高さが不足し、どうしてもインプラントが植立できないケースも多くあります。

このような場合、人工骨や自家骨(自分の骨)を使い、顎の骨量を増加させることによって、理想的な場所にインプラント植立を可能にするのがトップダウントリートメントで、以下の方法があります。

①骨幅が少ない場合

●GBR法(骨再生誘導法)

インプラント植立に必要と思われる部位に人工歯や自分の骨を使って移植等を行い、骨量を増やしていく方法です。

●スプリットクレスト法

幅の薄い骨を二つに押し広げ、そのなかに自家骨や人工骨を入れ骨幅を増やす方法です。

②顎の高さが足りない場合

●仮骨延長法

骨の一部を削り取って固定ネジをつけ、そのネジを動かして1日に0.5㎜ぐらいずつ持ち上げることにより、骨の高さを増やしていく方法です。

●サイナスリフト法、ソケットリフト法

上顎のなかにある上顎洞と呼ばれる空洞内に骨を造成させる方法です。

上顎に小さな穴を開け、空洞内の薄い粘膜を慎重に持ち上げ、自家骨や人工骨を入れることにより骨量を増やします。

■ GBR（骨再生誘導）法

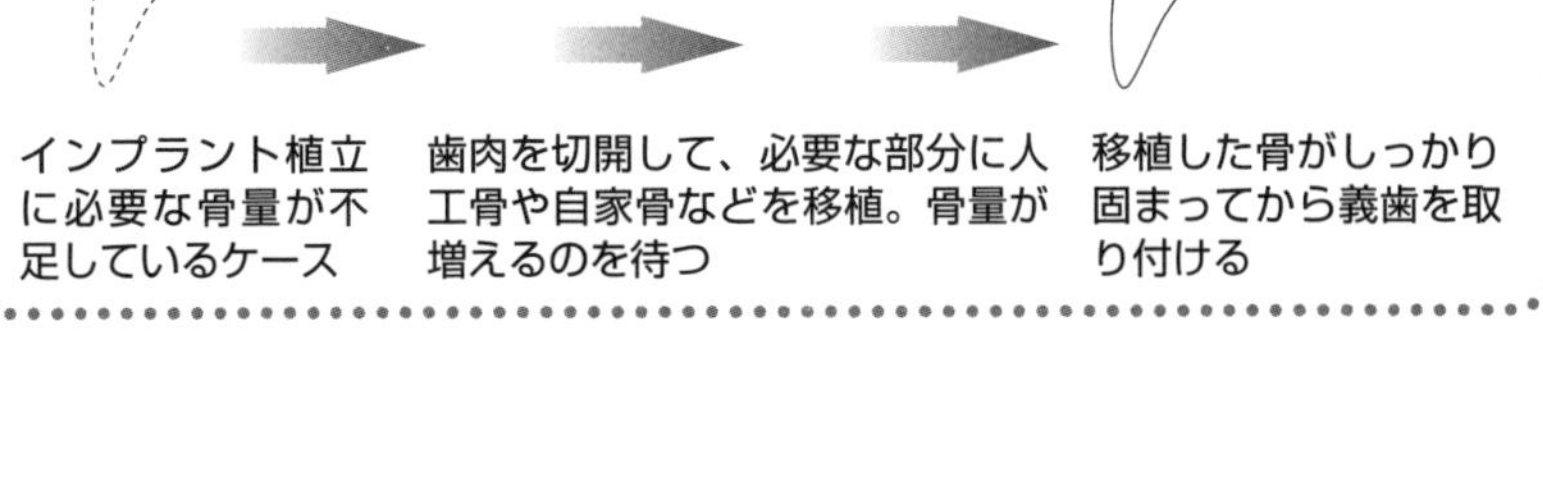

インプラント植立に必要な骨量が不足しているケース

歯肉を切開して、必要な部分に人工骨や自家骨などを移植。骨量が増えるのを待つ

移植した骨がしっかり固まってから義歯を取り付ける

■スプリットクレスト法

幅の薄い骨を広げて、自家骨や人工骨で骨幅を増やす

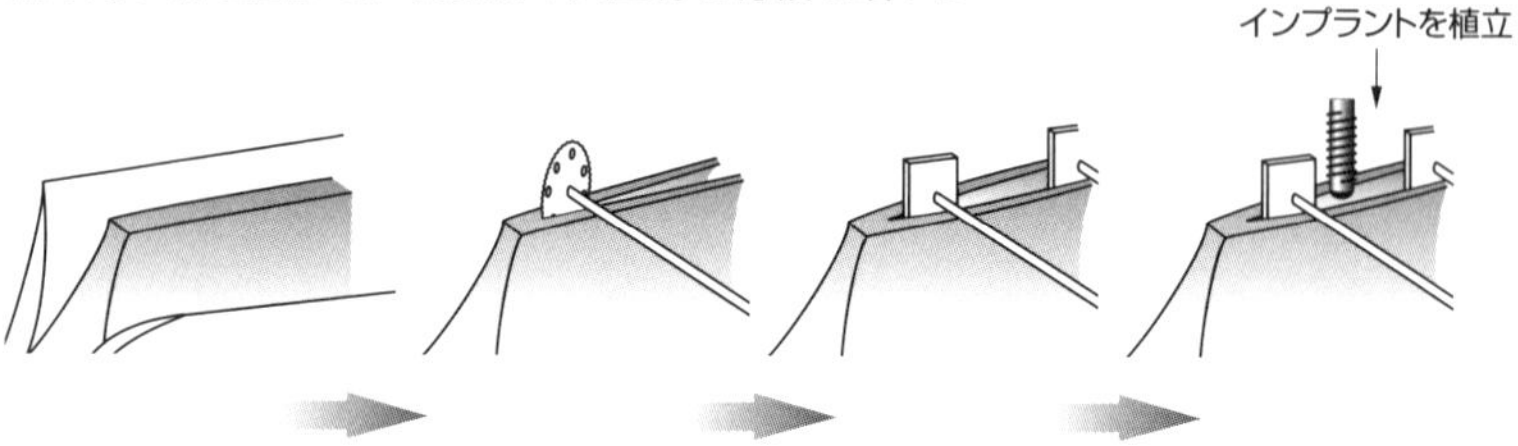

歯肉を切開する

幅の薄い骨を特殊な器具で切り開いて自家骨や人工骨を入れる

十分な骨幅ができたところで、インプラントを植立する

■仮骨延長法

骨の一部を切り取って、固定ネジで骨の高さを増やす

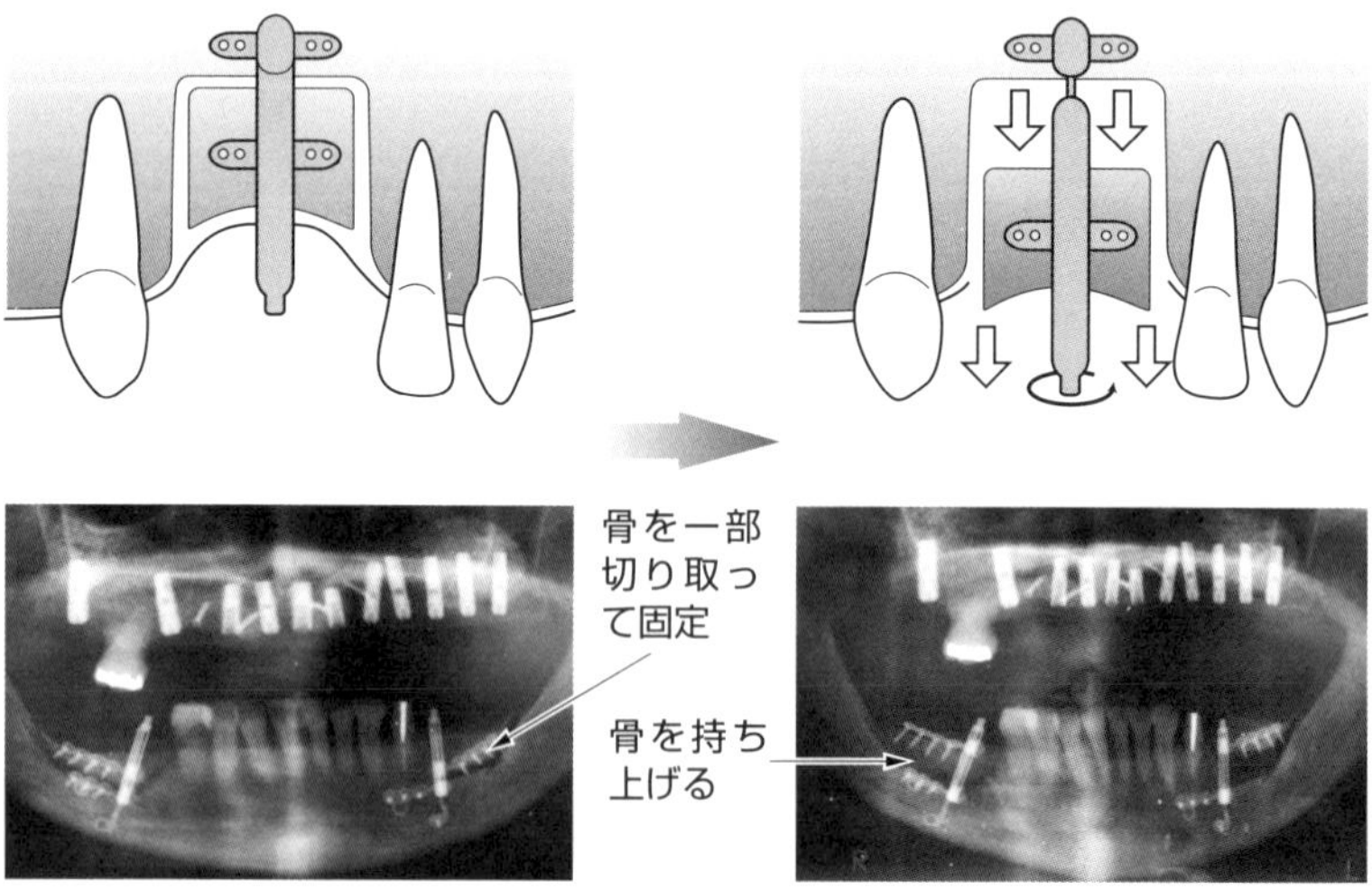

■サイナスリフト法、ソケットリフト法

上顎洞（鼻腔の左右にある空洞）内の粘膜を持ち上げて、自家骨や人工骨で骨量を増やす

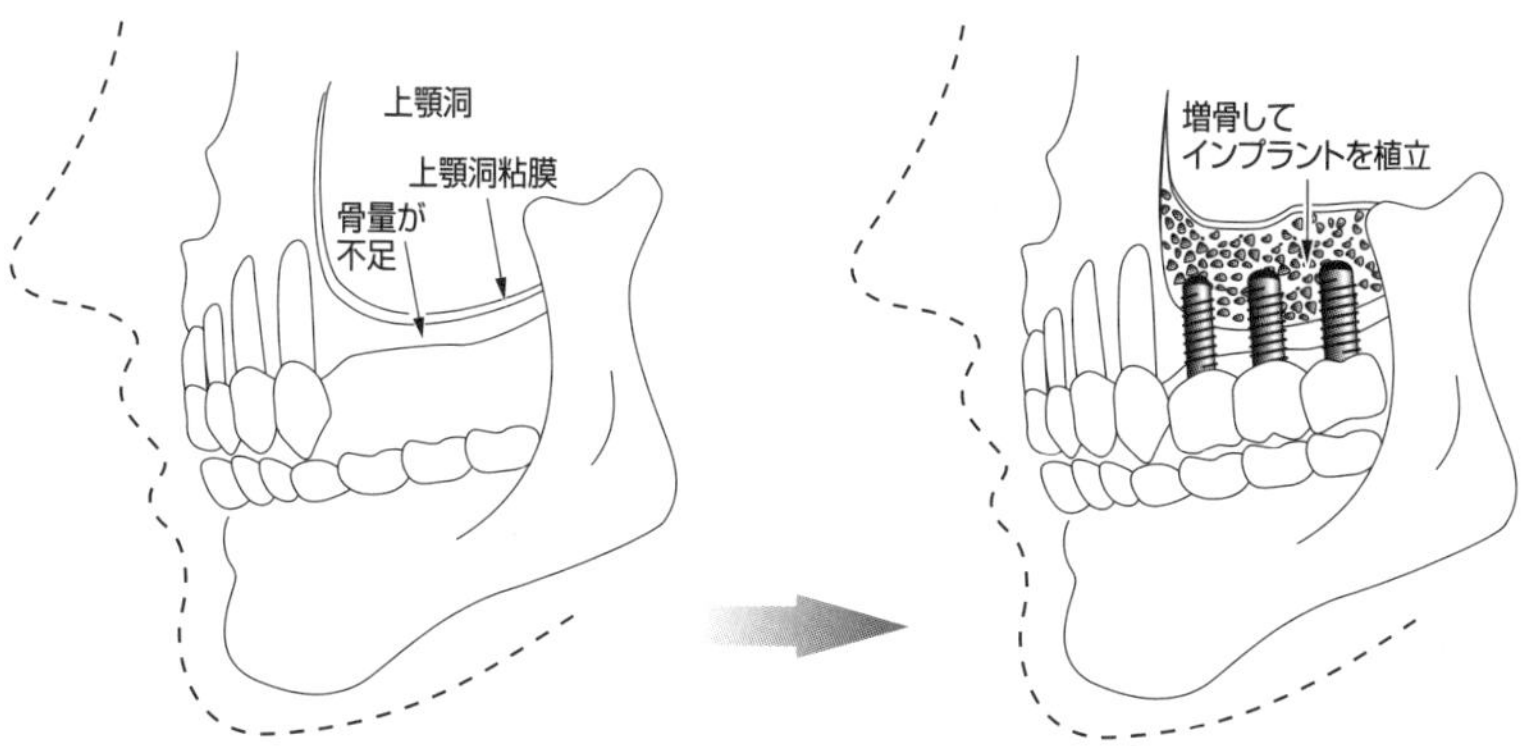

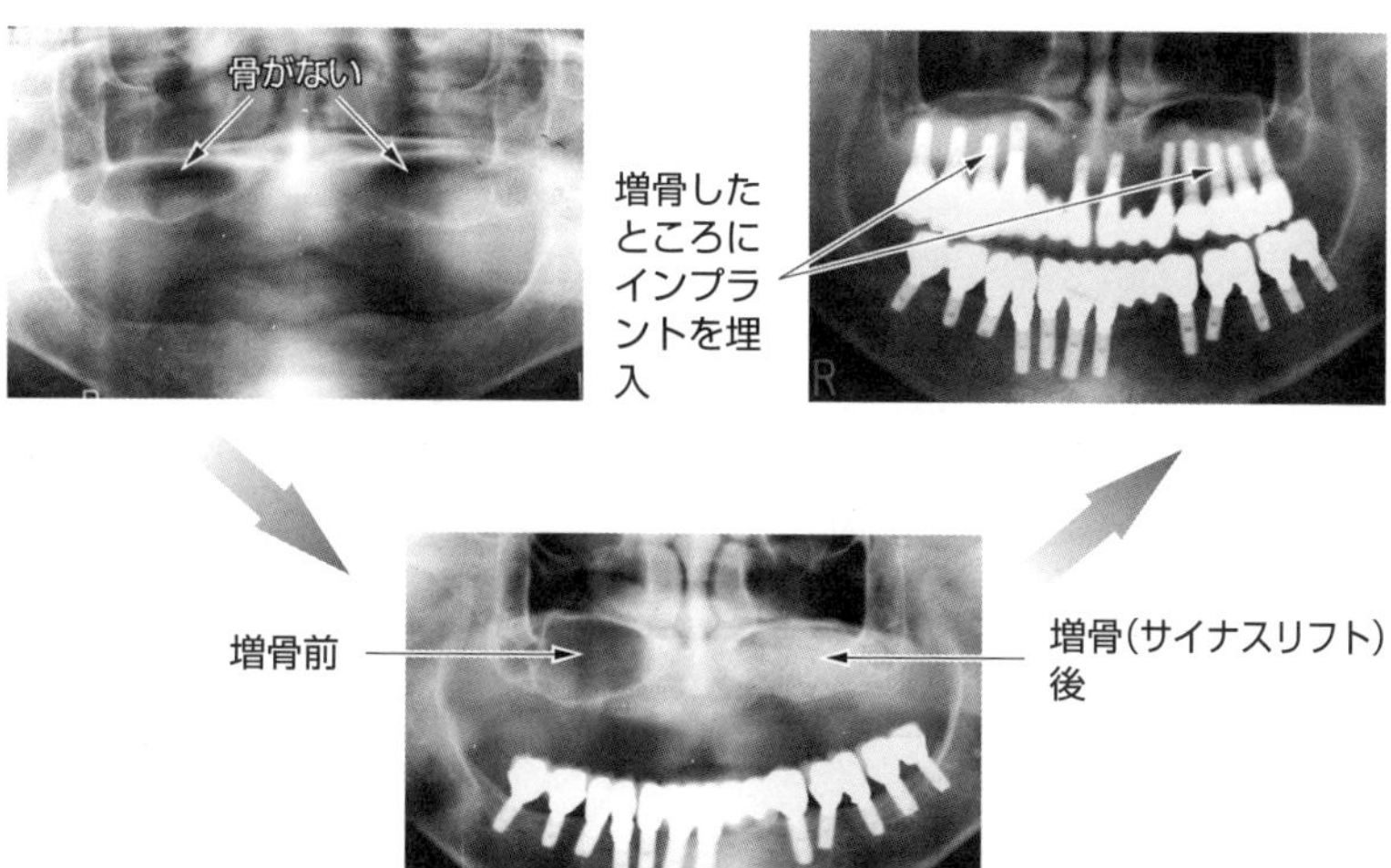

無痛治療（静脈内鎮静法）

「インプラントにしたいけれど、手術が怖くて……」「できれば寝ている間に手術してもらえればなぁ」とおっしゃる方も多いようです。

確かに、骨に穴を開ける手術と聞くと、それだけで尻込みされる方もいらっしゃると思います。

そんな方に最適なのが、静脈内鎮静法です。

鎮静薬を点滴注射することによって眠っている状況を作り出し、その間に手術をしてしまう方法で、麻酔の専門医が担当し、血圧や呼吸を確認しながら行います。鎮静薬の使用と共にすぐに眠りに入り、薬を止めると10分程度で眠りから覚めるという「安心、安全な」治療法です。手術を受けたという記憶がないため、手術中の痛みや恐怖心などまったくありません。インプラント手術に限らず、怖くて歯科治療そのものが受けられないとおっしゃる歯科恐怖症の方も、この静脈内鎮静法なら、恐怖心や苦痛などなく治療を受けることができます。

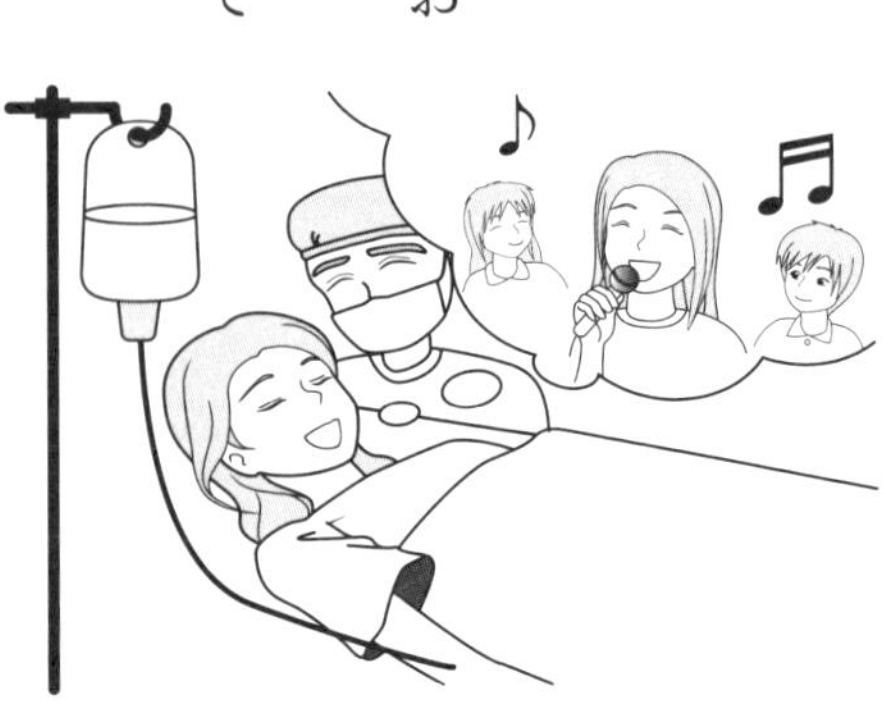

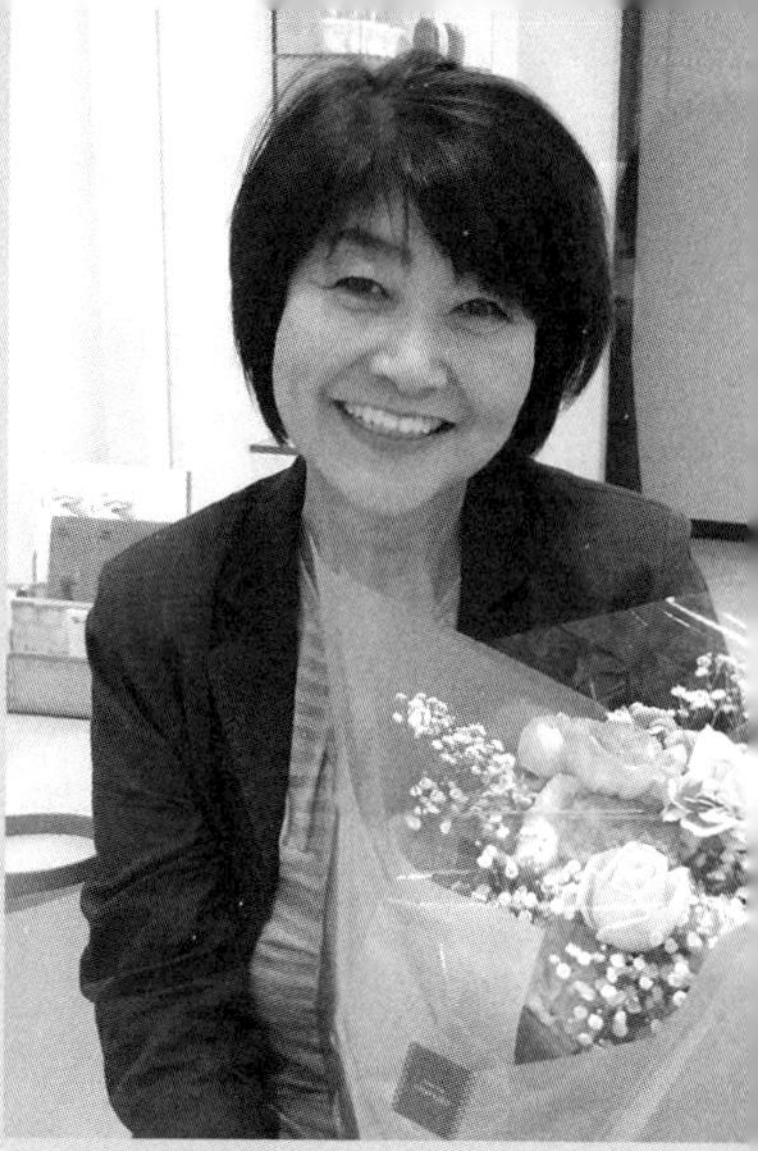

食べる、話す、笑うが、こんなにも素晴らしいということを実感。

（野原かえ子）

『もう一度、おいしいものを思いっきり噛んで食べたい！ 人前で思いっきり笑いたい！』というのが、私の願いでした。

でも残念なことに既に歯が殆どなく、残っている歯もグラグラでその歯にやっと入れ歯をかけているという状態でした。当然、入れ歯がガタついて顎の骨に当たって痛く、食事はもちろん、お話をすることも苦痛で、入れ歯を外して柔らかいものを飲み込んでいるという生活だったのです。

何軒かの歯科医院で見てもらい、新しい義歯を作ってもらいましたが、噛むと痛く、また食事のたびに吐き気がするなど、とても使えませんでした。先生に苦痛を訴えましたが、どの先生も「顎の骨が吸収してるから難しいねえ」との返事でした。

合わない入れ歯に長年悩まされ、気が付くとおいしいものを味わって食べることも出歩くことも、そして笑うことさえ忘れてしまっている日々でした。そんなとき、ふと通りかかったデパートのなかの『美と健康のフロア』にとても歯科クリニックとは思えないお洒落な空間を見つけ、ここなら何とかしてもらえそうな気がして思い切って相談してみました。

今までの歯科医院のような怖いイメージはまったくなく受付の方やスタッフ、院長先生、みんなが優しく親身になって私の悩みを聞いてくださいました。

歯がないため長年入れ歯で苦しんでいること、口元にたるみやシワが出て年老いて見えること、人と出歩いたり話したり食事をするのがとても怖くなっていることなど、悩みのすべてを打ち明けることができました。そして、私の希望を叶えるにはインプラント治療と審美治療のコンビネーションの治療が最も良い結果が出るのではないかとの提案を受けました。

骨のなかに人工歯根を植え込むと聞いたときは、正直、少し怖い気がしましたが、インプラントの長所や短所、手術方法や将来的な経過、また噛み合わせや後々のメインテナンスの重要性など詳しく説明を受けました。

そして何より先生の6000例以上の症例のなかから、自分と類似したケースを見せていただき、ここなら安心して治療が受けられると思いました。それでも初めは怖かったので、特に不自由だった下顎のみの治療を希望しました。

手術は最新の設備のもとで本当に丁寧に行われ、痛みも殆どなく思っていたより随分と楽でした。

数日後、仮歯が入り、見た目にもごく自然で違和感のない噛み心地に再び、びっくりさせられました。

こんなに楽で使い心地の良い歯が入るのならと思い、思い切って上顎の手術も希望しました。

上顎は鼻の横の空洞が大きくて骨がないため、大幅な骨造成が必要でしたが、すでに一度下顎の手術を受けていたので恐怖心もなく、すんなりと手術を受けることができました。

先生の神の手とも思える丁寧で妥協を許さない緻密な手術のおかげで、まったく自然でなんでも食べられ、まるで自分の歯のような、いいえ、それ以上に美しい歯が手に入り大変喜んでいます。

周囲の人から綺麗な歯ですねと言われるようになり、毎日が楽しくてしようがありません。食べること、話すこと、笑うことがこんなに素晴らしいことだったんだなあと改めて実感しています。

先生のおかげで楽しい人生を取り戻すことができました。本当に感謝しています。今では家族みんなが先生のお世話になっています。

主人も重度の歯周病で歯肉が腫れ、痛くてものが噛めなかったのですが、私と同様インプラント治療で、今ではなんでもおいしく食べられるようになりました。

また、衛生士さんの本当に丁寧なメインテナンスにも２人して感激しています。

私のようにもう無理だと思い込んで、誰にも打ち明けられずに長年悩んでいる患者さんが沢山いると思います。

先生、私のように助けてあげてくださいね!!

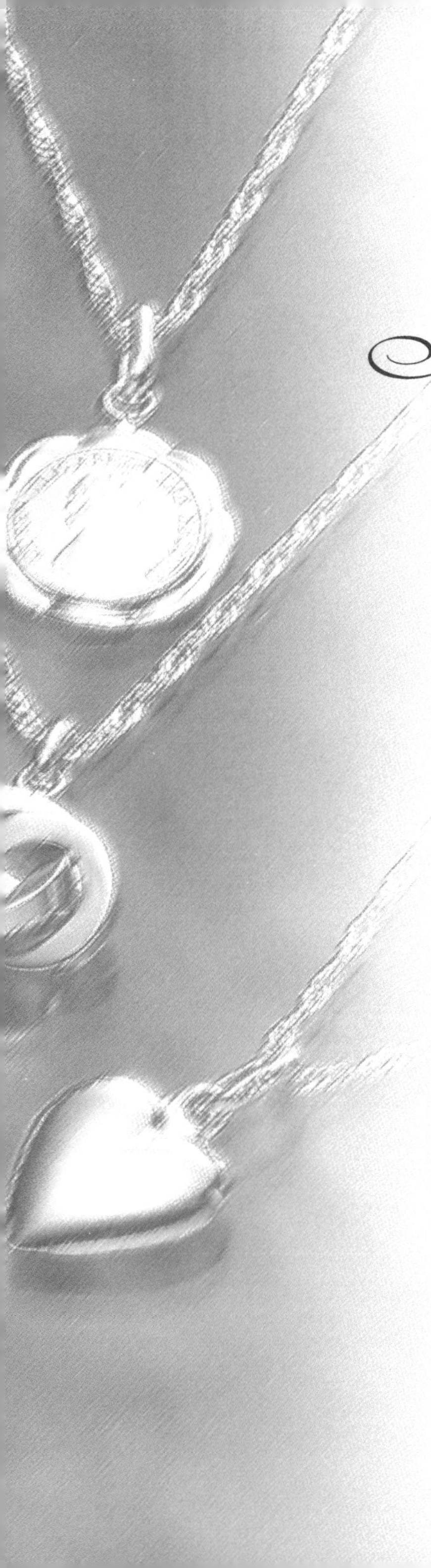

chapter
6
歯と歯肉を健康で美しく保つ予防歯科

歯を失う二大原因！
それは、むし歯と歯周病

どんなに美しい口元も、手入れを怠っているとむし歯と歯周病が襲ってきます。

日本人が歯を失う主な原因は、むし歯と歯周病です。言い換えれば、むし歯や歯周病を防止すれば、いつまでも美しい口元でいられるということです。

むし歯も歯周病も、むし歯菌や歯周病菌による感染症です。これらの細菌を口のなかから極力少なくすれば、むし歯や歯周病になるリスクは低くなります。

若々しく健康的で美しい口元を維持していく、これを可能にしたのが予防歯科です。

■ 歯を失う原因

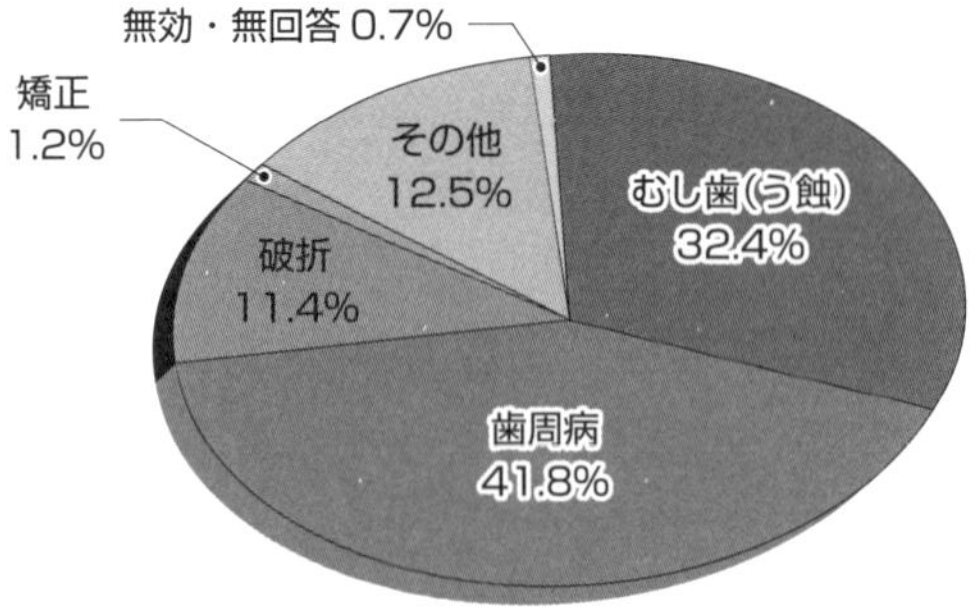

資料提供：財団法人 8020 推進財団

むし歯にならないために

むし歯菌は、口のなかに残った糖分やデンプンを食べて増殖し、これらを食べたあとに酸性の分泌物を出します。この酸が歯を溶かして次第に歯に穴を開けてしまうのです。

もちろん、すぐに歯に穴が開くわけではありません。酸によって歯が溶かされても（脱灰）、唾液中のカルシウムによって、再び修復され元に戻ろうとします（再石灰化）。しかし、頻繁に糖分やデンプンを食べ続けると常に酸で歯が溶かされている状態となり、唾液による再石灰化が間に合わなくなって、歯に穴が開いてしまいます。

これが、むし歯です。

■ 健康な歯（左）とむし歯（右）

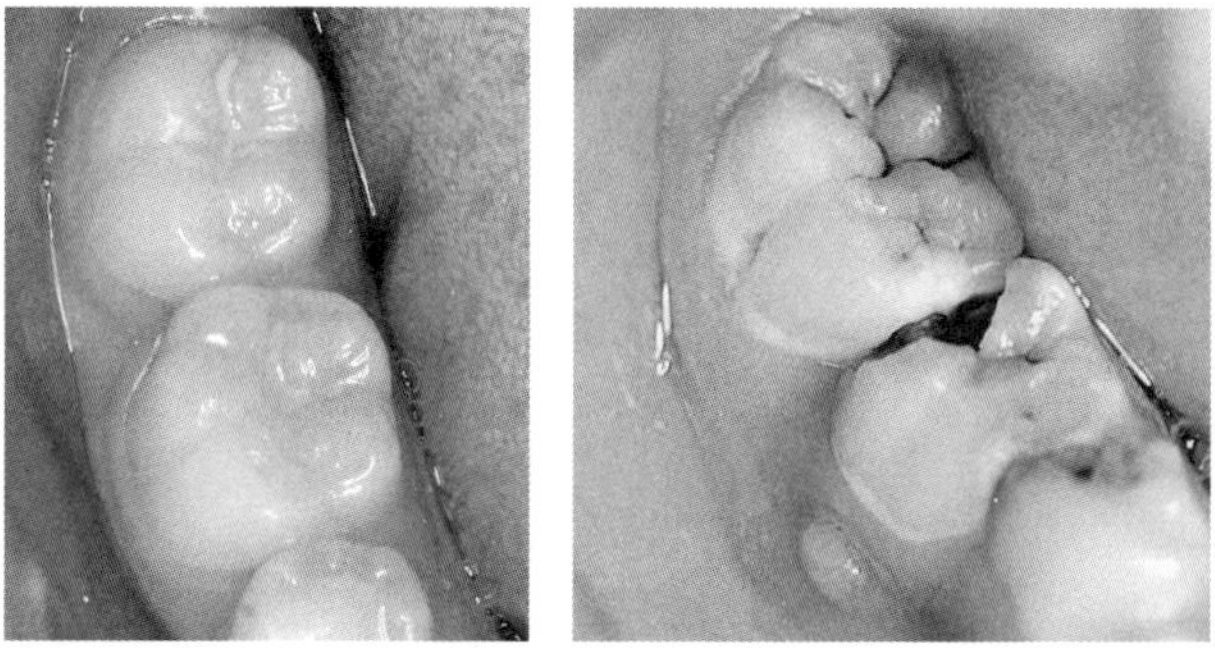

むし歯にならないためには、口のなかに常に酸が発生している状態をなくすことです。甘いものやデンプン質を食べても良いのです。問題なのは、量ではなく食べる回数や食べている時間です。ちびちびジュースを飲んだり飴をなめ続けたりするなど、ダラダラ飲食することが問題なのです。

またスポーツドリンクは大丈夫と思われている方も多いのですが、これにも多くの糖分が含まれていますので、要注意です。

決められた時間に食べる、おやつなどの間食の回数を減らす、食後はなるべく早く歯磨きをして口のなかに糖分やデンプン質を残さないようにしておくこと。特に寝ている間は唾液の分泌量も減るため、むし歯菌は増殖しますので、寝る前の歯磨きは最も大切です。

■ 食べる回数と脱灰時間

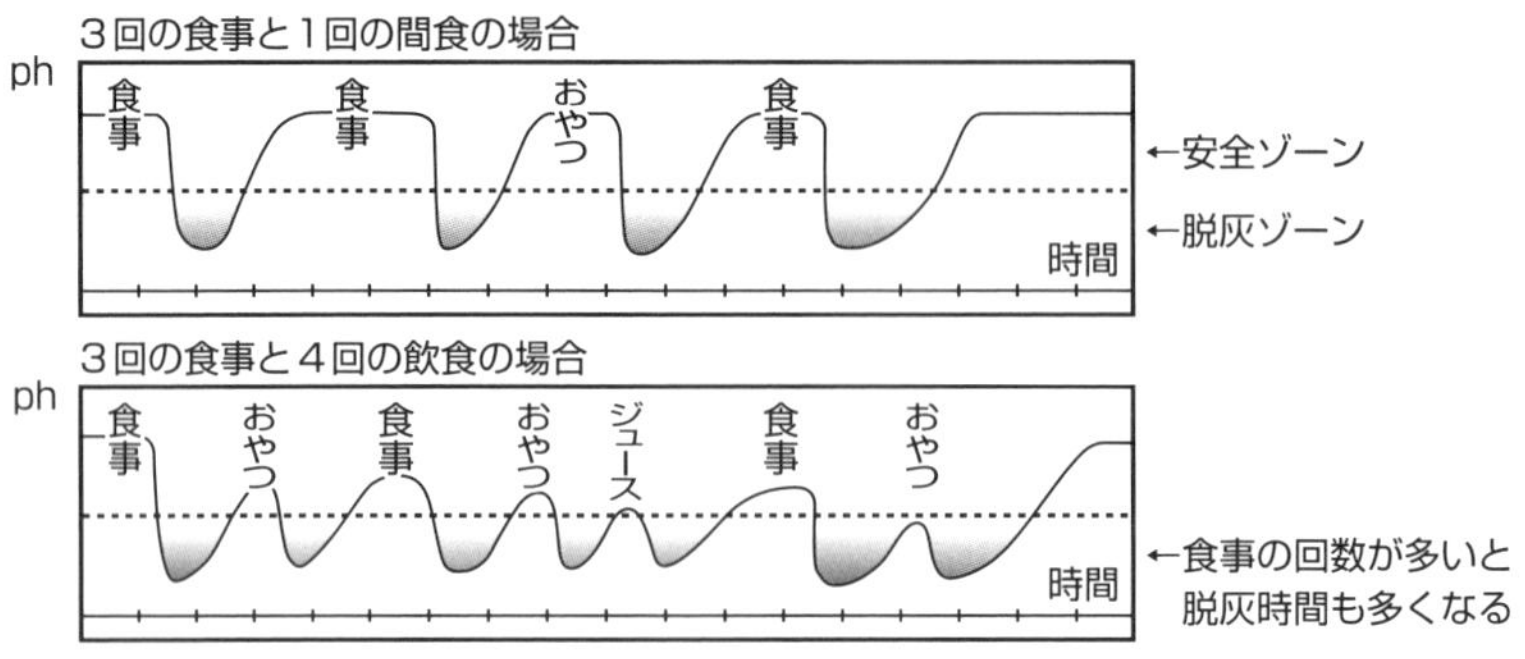

歯周病予防は、食後の歯磨きと定期的なメインテナンス

20歳以上の日本人の80％以上が、歯周病に罹患していると言われています。最初は痛みなどの自覚症状もほとんどないことから、サイレントディジーズ（静かなる病気）とも呼ばれています。歯が浮いたり動いたり、歯肉からの出血などで自覚したときにはすでに中程度まで進行していることも多いのです。

では、どのようにして歯周病になるのでしょうか？

まず、歯周病菌が口のなかの食べ残しを餌にして増殖し、ネバネバした分泌物を出して歯の周りをヌルヌルの状態にします。このヌルヌルに食べ残しが付着し、さらにそれを食べた歯周病菌が増殖してネバネバを出すというパターンを繰り返すことによって、歯磨きではなかなか取れにくいヌルヌルの帯（バイオフィルム）を作ります。簡単に言うと台所の三角コーナーの裏のようなヌルヌルの状況です。このバイオフィルムは、やがて歯石となっていきます。

そして遂には、増殖した歯周病菌が毒素を出して顎の骨を溶かしてしまいま

す。骨が溶けてできた隙間に歯周病菌が侵入し、さらに骨を溶かして深部へと進行し続け、最後には歯をグラグラにして抜け落ちさせてしまうのです。

　毎日の食後の歯磨きでしっかりと汚れを落とすことが大切ですが、一度できてしまったバイオフィルムや歯石は、日常の歯磨きでは簡単に取ることができませんので、歯科医院で専用の器具を使用して丁寧に剥がし取らなければなりません。このため、3～6カ月毎の歯科医院での定期的なメインテナンスがとても重要なのです。

　むし歯同様、歯周病の予防には毎日の歯磨き（セルフケア）に加えて、歯科医院での汚れや歯石の除去（プロフェッショナルケア）が最も大切と言えます。

■ 自覚症状もないまま静かに進行する歯周病

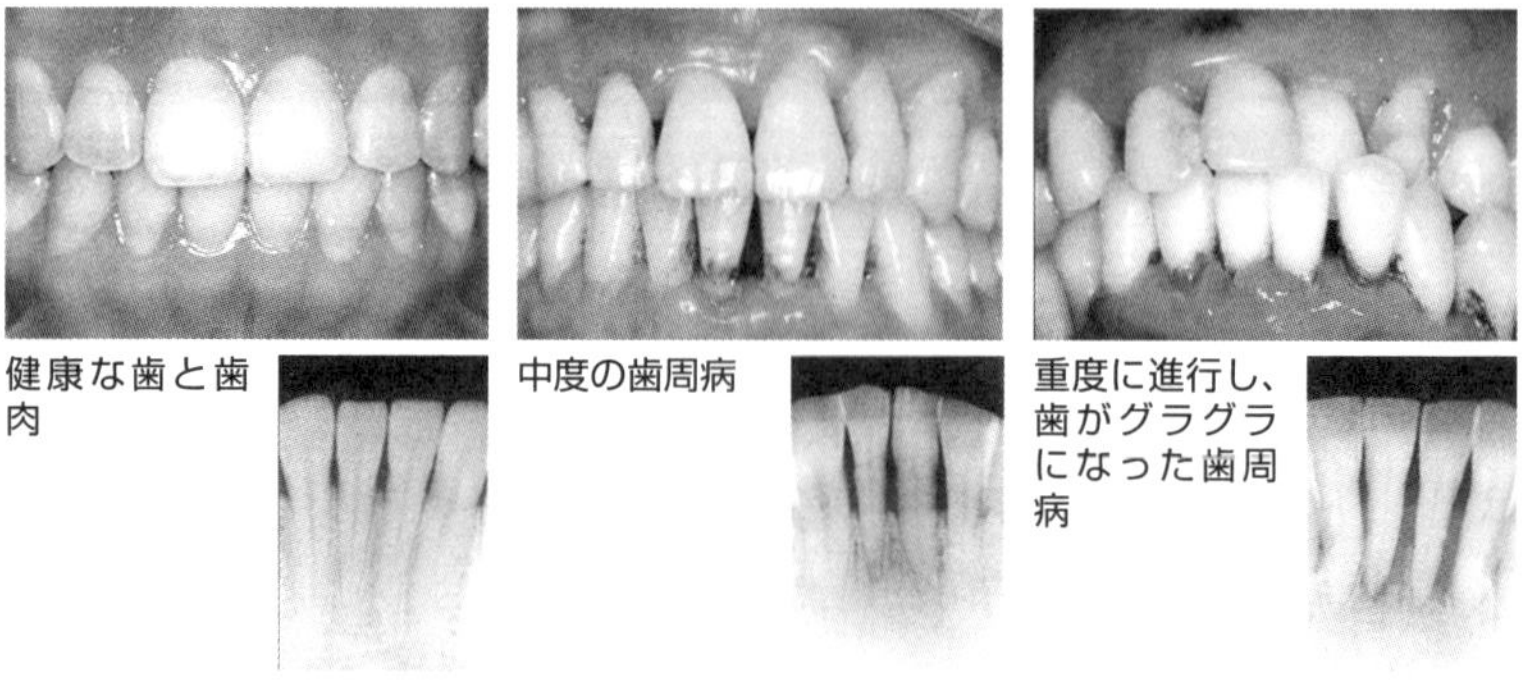

健康な歯と歯肉

中度の歯周病

重度に進行し、歯がグラグラになった歯周病

資料提供：昭和薬品化工株式会社

予防に欠かせないセルフケアとプロフェッショナルケア

歯を健康で美しく保つための自分でできてむし歯や歯周病予防に効果的なのが歯垢を取り除くこと。つまり、家庭での歯磨きこそが最も重要なセルフケアなのです。

■ブラッシングの重要ポイント

毎日歯磨きをしていても、どうしても磨き残しが多い部分があります。

●歯と歯肉の境目、歯と歯の間
●奥歯の後ろ側、奥歯の噛み合う面
●前歯の裏側

このような箇所は特に気をつけて、丁寧に磨いてください。

■ 歯ブラシの当て方

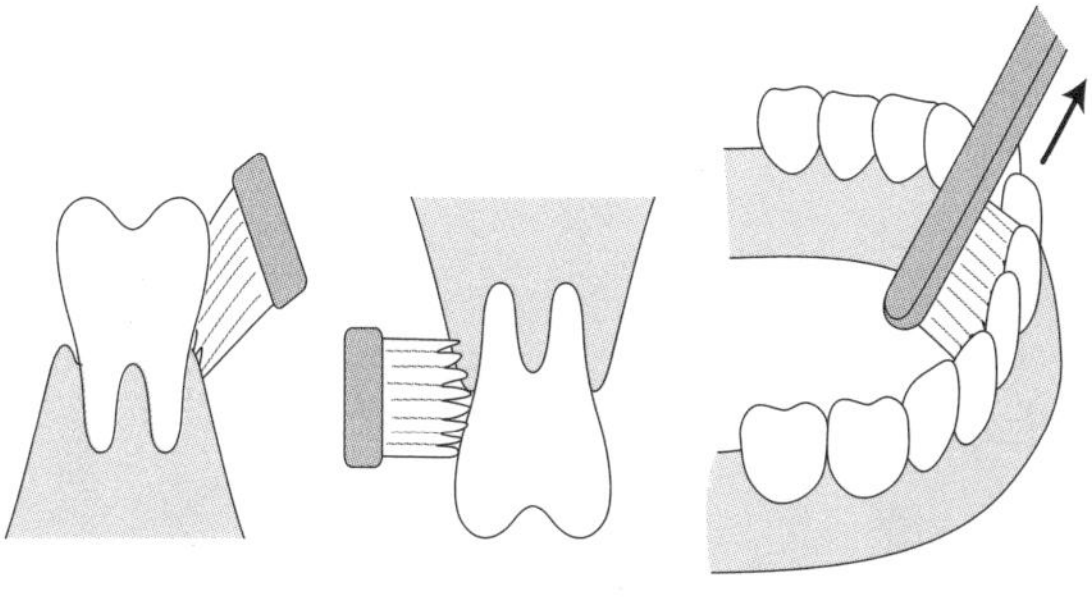

歯と歯肉の境目　　歯の外側　　前歯の裏側

■ブラッシングのコツ

むし歯の治療に来院されたなかで多いのが「朝起きたときと寝る前、食前食後にも必ず磨いているから大丈夫だと思っていたのに！」とおっしゃる方です。

でも、よく聞いてみると、ほとんどの方が大きくて硬い歯ブラシで力任せにゴシゴシ磨くなど、誤った磨き方をされています。これでは歯の表面に傷をつけてかえってむし歯の原因を作ってしまうことになりかねませんので、ブラッシング時は以下のポイントに気を付けてください。

●力を入れすぎず、痛くない程度に小刻みに動かして磨く

●1本の歯のすべての面を細かく磨く

●歯ブラシの角度を変えて、いろいろな面に毛先がきちんと当たるようにする

●順番を決めて一巡するように磨くと、磨き残しが防げる

前・横・後ろと大雑把に磨くのではなく、1本ずつ意識して順番に磨いてください。デンタルフロスや歯間ブラシを併用するのも効果的です。

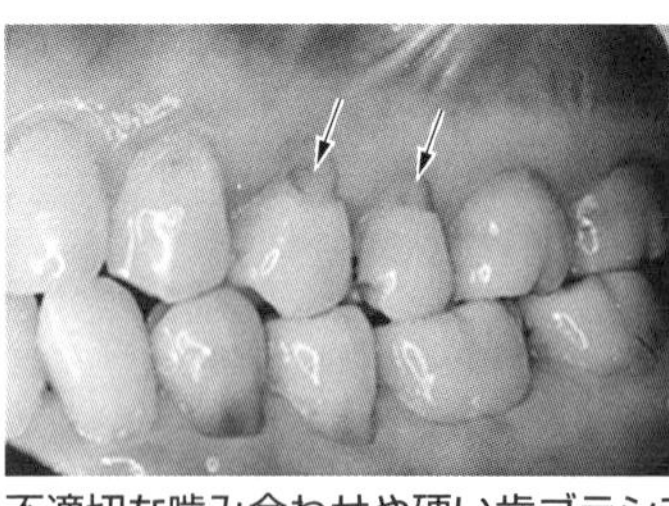

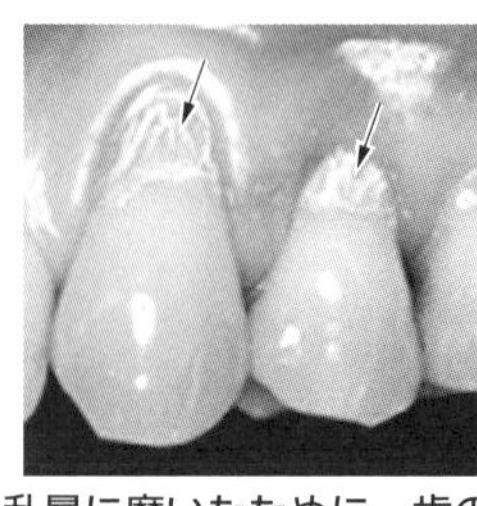

不適切な噛み合わせや硬い歯ブラシで乱暴に磨いたために、歯の付け根部分が減ってしまっている

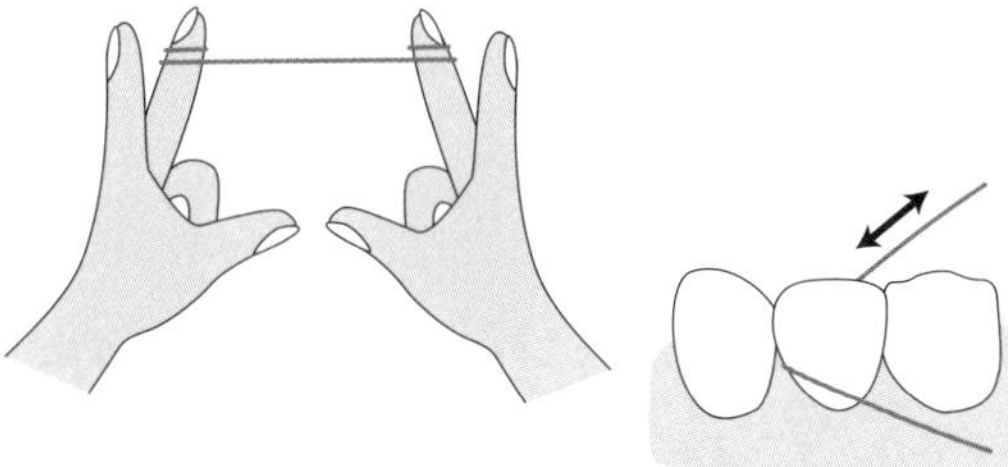

■デンタルフロス

適当な長さに切って指にからめ、前後にゆっくり動かしながら歯と歯の間に入れて歯の側面をこすりながら、前後左右に動かします。歯肉を傷つけないように気をつけてください

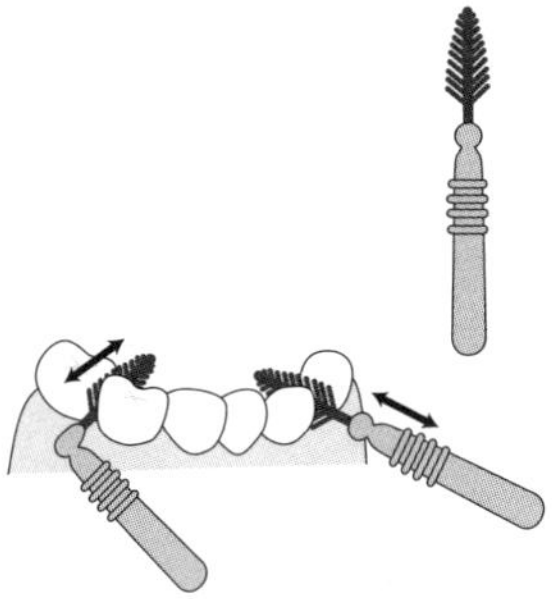

■歯間ブラシ

歯の隙間が広い場合に使います。隙間に合わせて少し抵抗があるくらいのものを選びましょう。歯肉を傷つけないようにゆっくり歯の間に入れて前後に動かします。鏡を見ながら行うと良いでしょう

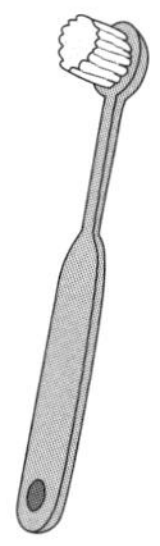

■部分磨き用歯ブラシ（ワンタフトブラシ）

毛の束が小さいため、磨きにくい部分の歯垢をピンポイントで取るのに適しています。毛の束の形によって歯と歯の間用、奥歯の後ろ用などの種類があります

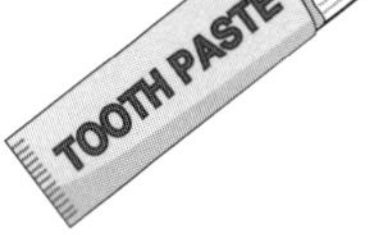

■歯磨き剤

フッ素入りや殺菌効果のあるもの、むし歯や歯周病予防の成分が配合されたものなどがあります。一般的なペーストタイプの他、クリームタイプやジェルタイプなども市販されています

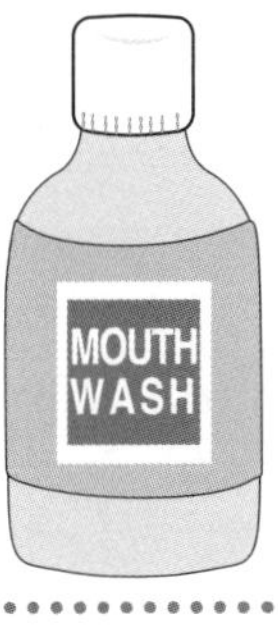

■洗口剤（マウスウォッシュ）

適量を含んですすぐと、口のなかを清潔にすることができます。殺菌効果のある成分が含まれているものは口臭予防の効果も期待できます。成分によって効果が異なりますので、口の状態やライフスタイルに合わせて選びましょう

■プロフェッショナルケアの最新予防法

歯科医院で行うプロフェッショナルケアには以下のようなものがあります。

●PMTC（Professional Mechanical Tooth Cleaning）

専用の器具を用いて歯の隅々までツルツルピカピカに磨き上げて行く方法です。歯の表面のヌルヌルや汚れ、むし歯菌や歯周病菌を除去して再付着しにくい状況にします。同時に茶しぶやコーヒー、タバコのヤニ等の着色も除去して、輝く白い歯を取り戻します。歯肉のマッサージも行いますので、ピンク色の若々しい歯肉が甦ります。

●フッ素の応用

フッ素には、歯の表面を硬く丈夫にするという特長があります。むし歯菌によって歯が溶かされても、フッ素が再石灰化を促して修復していくのです。毎日のフッ素の使用で、むし歯は50％以上も防止できるという報告もあります。最近では保育園や幼稚園、小学校でフッ素洗口を行うとこ

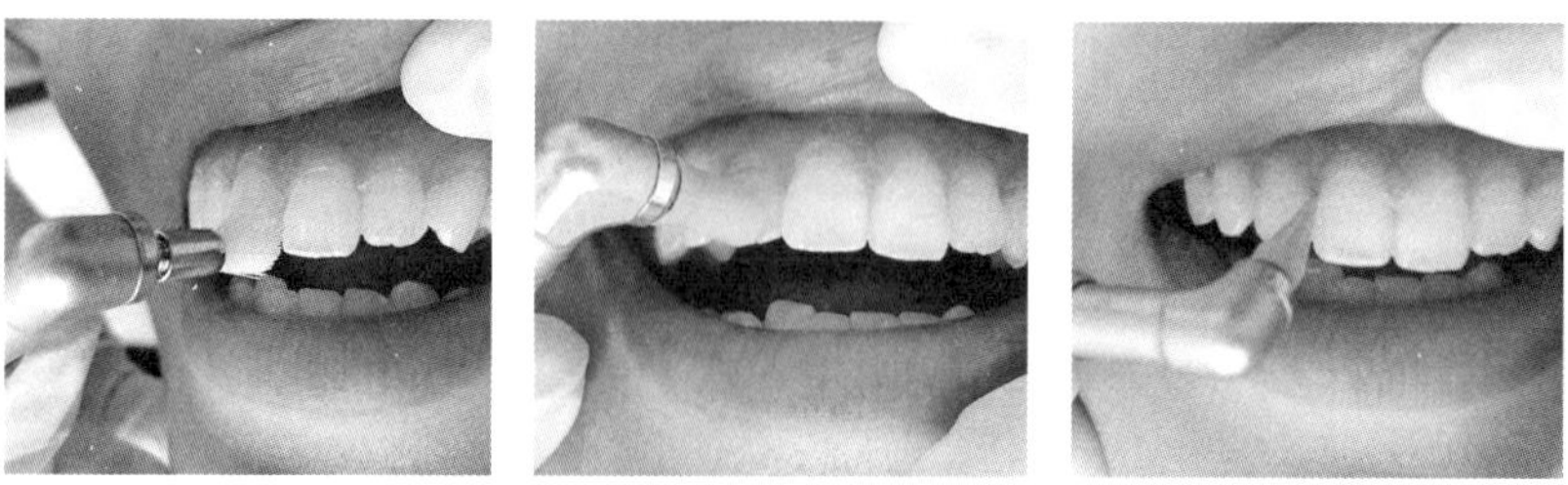

専用器具で歯の隅々まで綺麗にする PMTC

ろも増えています。ご家庭でも家族全員でフッ素洗口やフッ素入り歯磨き剤でのブラッシング、さらに歯科医院での定期的なフッ素塗布を受けられることをお勧めします。

●3DS（Dental Drug Delivery System）

殺菌効果の高い薬によって口のなかのむし歯菌や歯周病菌を殺してしまおうという治療法です。その人その人の歯型に合ったマウスピースを作成し、そのなかに薬剤を入れてしばらく歯にはめておくことで、歯と歯の間や歯と歯肉の間に潜んでいる細菌を根こそぎ殺してしまうのです。PMTC後に行うとより効果的です。

●ナイトガード

せっかくの美しい歯も寝ている間に、食いしばったり歯ぎしりをしたりして、欠けたり磨り減ってしまっては台なしです。噛み砕く力も低下してしまうため胃にも負担をかけることになります。

大人の場合は奥歯で力いっぱい噛み締めると、その人の体重以上の力になる

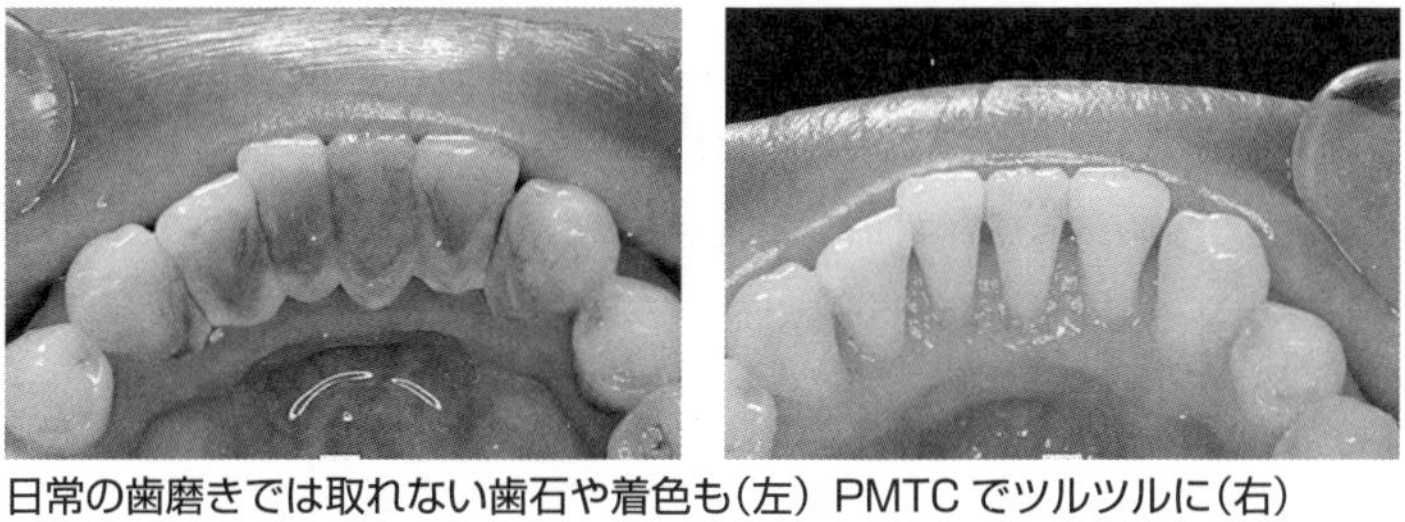

日常の歯磨きでは取れない歯石や着色も（左）PMTCでツルツルに（右）

と言われています。起きているときは、そんな無茶な力で噛み続けたりはしませんが、寝ているときは、ストレス等によって何時間も食いしばり続けたり、歯ぎしりしたりしています。糸切り歯の先端が平らに磨り減ってきている等の症状がある人は要注意です。

これらを防止するために寝ている間だけ歯に装着する薄いプラスチック製のマウスピースがあります。歯が欠けたり磨り減ったり歯並びが乱れたりするのを防ぐだけでなく、セラミックで綺麗に治療した歯やインプラントの保護、矯正治療した歯の後戻り防止や、顎関節の痛みの防止などにも役立ちます。

アメリカなどでは、大人の歯がはえ揃ったらすぐにこのマウスピースを作り、何歳になっても17~18歳のころの口元を保つようにするのが常識になっています。日本でも健康保険に取り入れられるようになり、徐々に使用される方が増えています。

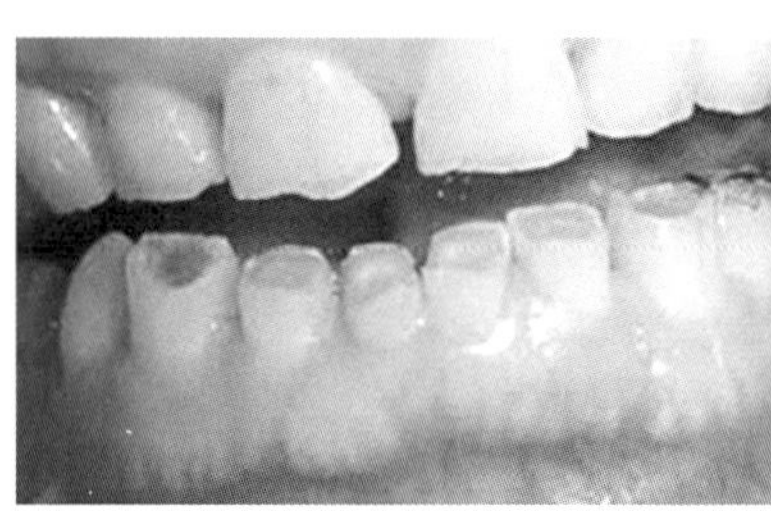
食いしばりによって極端にすり減った歯

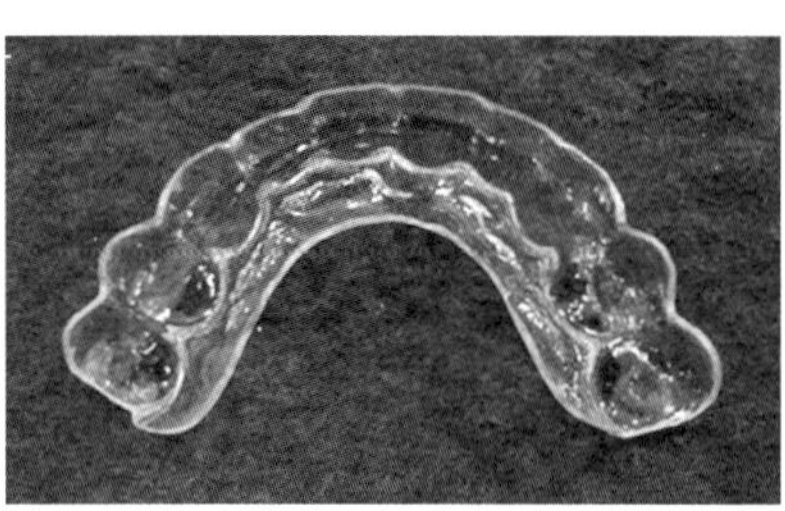
ナイトガード

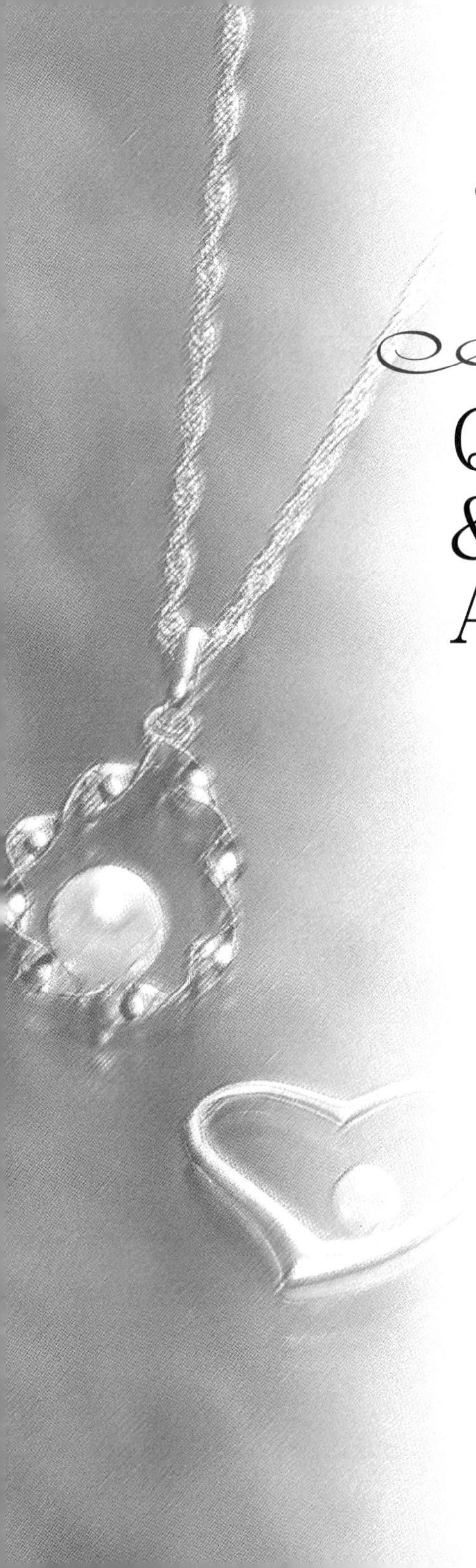

chapter 7

審美歯科・インプラントQ&A

■審美歯科治療について

Q 審美歯科の治療を受けることで、むし歯でもない歯を削ったりして、逆に歯が悪くなることはありませんか?

A 審美歯科治療は、患者様の幸せのために存在するものですが、患者様の悩みを解消するために、なんでもない歯を削らなければならないケースもあります。このような場合、歯科医師はそのことを十分に説明して患者様が納得したうえで慎重に治療を行う必要があります。

審美歯科の治療と言っても、歯と歯肉の健康なくして真の美しさを得ることはできません。そして、その「健康美」を継続していくためのメインテナンスも重要です。適切な治療とメインテナンスを行うことで、歯を削るというデメリットよりも、はるかに大きな幸せを手に入れることができるのではないでしょうか。

Q 審美歯科でも、むし歯や歯周病の治療はできますか?

A 審美歯科の治療は、歯と歯肉の健康がベースとなったものであるべきですから、審美歯科医は通常、むし歯や歯周病の治療ができなければいけません。ただし、ホワイトニング専門や矯正専門のクリニックでは、むし歯や歯周病の治療を行っていないところもあるようです。

■ホワイトニング(ブリーチング)について

Q ホームホワイトニングとオフィスホワイトニングの、どちらが効果がありますか?

A 基本的にはホームホワイトニングです。ホームホワイトニングは、低濃度の薬剤（10～20%過酸化尿素）を使用し、寝ている間（5～8時間）時間をかけて歯を漂白します。期間も3～4週間続けて行うことで、歯の深部まで薬剤が浸透しますので、芯から白くすることが可能です。そのため、術後後戻り（再着色）することも少なく、効果は長続きします。

一方、オフィスホワイトニングは、高濃度の薬剤を使用しますが、短時間（30～60分）で漂白するため、薬剤が深部まで浸透しにくく、限られた漂白効果にとどまります。また、後戻りもしやすい欠点もあります。

オフィスホワイトニングは、すぐに結果を出したい方や自分で毎日行うことができない方に適した方法です。

Q ホワイトニングで、歯を悪くすることはありませんか？

A ホワイトニングは、世界中ですでに何億人もの方が行っておりますが、大きな問題は起きていません。ホワイトニングを行うと、まれに歯がしみるという知覚過敏の症状が出ることはありますが、歯を悪くすることはまずないと言っていいでしょう。

最近の研究では、むしろホワイトニングを行うことで、薬剤の殺菌作用によってむし歯や歯周病を防げるようになったり、エナメル質の再石灰化が起きやすくなるという研究結果が出ています。

歯科医師や歯科衛生士の指導のもとに、正しくホワイトニングが行われれば、歯を白く健康に保つことができるでしょう。

Q ネットや雑誌の通販で売られているホワイトニング剤は、効果がありますか？

A 通販の広告には、誇大広告が多いように思われます。私自身（坪田）もある商品を試しに取り寄せて使用してみましたが、効果はほとんど認められませんでした。

歯の表面の汚れは落ちるかもしれませんが、ホワイトニング本来の目的である歯の内部にある色素を取ることはできません。

歯磨き剤もホワイトニングを謳った高価なものが売られておりますが、期待し過ぎない方が良いと思います。

ぜひ、歯科クリニックで正しいホワイトニングを行っていただきたいと思います。

■セラミック治療について

Q ラミネートベニアとオールセラミッククラウンの、どちらが優れていますか？

A 基本的にはラミネートベニアです。ラミネートベニアの最も優れたところは、歯をほとんど削らないことです。歯の裏側や側面を削る必要がなく、表側の削る部分もエナメル質を残すことができるので、神経へのダメージを断然少なくできます。

ラミネートベニアは、外れやすいと考えられがちですが、そんなことはありません。将来的に治療をやり直す際にも、ラミネートベニアであれば、治療する度に歯が悪くなるということも起きにくくなります。

Q セラミックの治療は、何年くらい持ちますか?

A セラミックの治療は、治療法や個人差によって変わってきますが、ラミネートベニアやセラミッククラウンで10~15年、セラミックインレーで7~12年と言われています。

歯ぎしりや食いしばりの癖がある方は、セラミックが割れてしまったり、取り付けたものが外れてしまったりする可能性が高くなります。そのような場合には、意識的に癖を直すようにし、無意識状態となる寝ている間はナイトガード(プラスティックでできたマウスピースのようなもの・136頁参照)を装着することをお勧めします。

もちろん、クリニックでメインテナンスを受けることは、必要なことです。

Q セラミック治療の際に歯肉ラインを同時に整えるBTAテクニックでは、痛みや出血はありませんか?

A BTAテクニックでは、わずかの麻酔薬の使用で痛みや出血を抑えて、歯肉整形ができます。麻酔液には血管収縮剤が含まれており、電気メス(エレクトリックサージェリー)を使用しますので、出血はほとんど起こりません。

電気メスは、レーザーよりも正確な形に整形できるため、たいへん有効です。

Q ジルコニアのオールセラミッククラウンのメリット、デメリットを教えてください

A 以前からオールセラミッククラウンは、金属を使わないので光を通しやすく自然で透明感のある歯を作れることがメリットでしたが、割れやすいというデメリットがありました。

10年ほど前に、オールセラミッククラウンにジルコニアを使用することで、その欠点がなくなり、非常に丈夫なものとなり、力のかかる奥歯やブリッジに使用することも可能となりました。

ジルコニアのオールセラミッククラウンは、通常、ジルコニアを内面に使用してフレームを作り、その外側に陶材を焼き付けて歯の形態を作っていきます。ジルコニアを内面に使用していますので、以前のオールセラミッククラウンのように完全に割れてしまうことはありませんが、外側の部分は、従来の陶材でできていますので、外側だけ欠ける可能性がまったくないとは言えません。

■歯列矯正について

Q 最近では取り外し式のマウスピースで矯正ができるそうですが、そのメリット、デメリットは?

A インビザラインやアソアライナーというマウスピース式の矯正が、最近注目されています。通常のブラケットを使用する矯正と違い、自分で取り外しができますので、大事な人に会うときや、記念写真を撮るときには外すことができて便利です。食事の際や歯磨きのときも外せますので、食べカスが付きにくく、歯垢を落としやすいのもメリットと言えるでしょう。

逆にデメリットとしては、簡単な歯並びを治す場合には向いていますが、難しい症例には向いていないこと。取り外している間、歯は元の位置に戻ろうとしますので、頻繁に取り外しをしていると歯は動きません。また、意外と痛みや不快感があることと、透明なのですが光って目立つという欠点もあります。

Q 歯の裏側に装置(ブラケット)を付ける矯正のメリット、デメリットを教えてください

A 歯の裏側に装置を付ける舌側矯正の最大のメリットは、装置が見えないことで、職業柄、装置を付けられない方にはたいへん有効です。

デメリットとしては、裏側に装置を付けるために、舌が傷つきやすく話しづらくなります。また、歯を動かす力のコントロールが難しく、時間と費用は通常の装置に比べて1・5~2倍ほどかかります。

目立つ上の歯は裏側に装置を付け、あまり装置が目立たない下の歯は外側に付ける方法は、メリットを生かしながらデメリットを減らす方法として有効だと思います。

■インプラントについて

Q インプラントと従来の治療法との違いは？
インプラントにすると、どんな利点があるのですか？

A 基本的にインプラントはなんらかの理由で歯を失ってしまったり、歯がはえてこなかった場合に行う治療です。通常、歯を失うと、前後(両隣)の健康な歯を削って支えにし、連結して被せる『ブリッジ』や、あるいは何本かの歯に金属のバネでひっかけを作り、人工の歯を固定する『部分入れ歯』があります。

いずれの場合も、残っている歯に負担をかけるため、違和感や不快感、そして支えとなっている歯の寿命を縮めてしまうなどの欠点があります。

一方、インプラントは歯が抜けてしまった部分に人工の歯根を植え込み、その上に人工歯を被せる治療法です。

見た目も噛む力も使用感も自然で、残っている歯に負担をかけることもありませんし、歯や顎の骨、歯肉などの口全体の健康や寿命を長持ちさせる夢の治療法なのです。また、しっかり噛めるので、老化防止や認知症の防止など、体全体の健康増進やアンチエイジングにも大いに役立ちます。ですから、インプラントは、永久歯に続く第三番目の歯と考えて良いでしょう。

Q 痛みや腫れはないのですか?

A

インプラント治療を行うには、インプラントを支えるだけの顎の骨が必要となります。顎の骨の幅や高さが十分あるケースでは手術の痛みや腫れも、その歯を抜いたときと同じ、またはそれより楽な場合がほとんどです。当院でも痛み止めを飲まずにすんだと言われる方が多くおられます。

顎の骨の吸収が著しくてインプラントを支えるだけの骨が十分ではない場合は、移植するなどして骨を作ってからでないとインプラントはできません。このような骨移植を行うインプラント手術の場合、術後に痛みや腫れを伴うことがありますが、痛み止めや腫れ止めでコントロールできる場合がほとんどです。
また、どうしても手術が怖いと思われる方には、点滴により眠っている状態のまま手術をする無痛治療法（静脈内鎮静法）もあります。

Q インプラント治療が受けられない人もいるのですか？

A 極端に顎の骨が吸収して、インプラントを植立するだけの骨がない場合は、このままの状態ではインプラント手術はできません。そのようなケースではあらかじめ骨を作っておかなければなりません。

顎の骨を作るには、自分の頤《おとがい》（下顎）やエラの部分、腰骨などから骨を移植する自家骨移植、他人の骨や牛の骨などを移植する他家骨移植、アパタイトなどの人工骨を移植する方法などがあります。

特に腰骨などから骨を移植するケースでは入院しての手術が必要となりますが、どんなに骨吸収がひどい場合でも、骨移植さえできればインプラント手術は可能となります。

ただし、いくら骨があっても重篤な糖尿病や腎臓病、肝臓病、あるいは骨粗しょう症などで、ある種の薬（ビスフォスフォネート製剤）を服用されているなど、全身状態に問題がある方、また、ヘビースモーカーや18歳未満の成長期にある方なども、インプラント手術を避けなければならない場合がありますので、術前に十分診査しておく必要があります。

Q インプラントは、何年くらい持つのですか？

A インプラントは、チタンという金属でできていますから、どんなに不潔にしていてもむし歯になることは100％ありません。しかし、インプラントを支える歯肉や顎の骨は歯周病に感染しますので、あまり口のなかを不潔にしていると歯周病が進行して周囲の骨を破壊し、骨吸収を起こさせてインプラントをグラグラにして抜け落ちさせてしまいます。

このためインプラントも自分の歯と同様に、毎日のブラッシングや歯科医院での定期的な汚れや歯石の除去など、しっかりとメインテナンスをしなければなりません。メインテナンスこそがインプラントを長持ちさせる最も有効な手段であり、これがしっかりできていれば、インプラントが長期間にわたって健康的に機能することが可能になります。

Q 手術におけるリスクはないのですか？

インプラント治療のリスクとしては、手術における出血や神経麻痺、または感染症が考えられます。

A

出血や神経麻痺は、顎の骨の量が少ないケースにおいて、無理に手術を行うなどで血管や神経を傷つけてしまうことにより発生しますし、感染症は、手術前後等の汚染によって発生しますが、いずれの場合においても手術前の十分な診査と準備があれば防止できます。

骨の量、神経や血管の位置、全身疾患の有無等を確認するため、一般的なレントゲンの他に場合によってはCT撮影も必要となります。また、感染防止の観点からインプラント専門の手術室等が完備されているクリニックでの治療をお勧めします。

最近では、より自然に、より噛みやすい場所にインプラントを埋入できるように骨を作ってからインプラント手術を行う方法（トップダウントリートメント・118頁参照）や、手術当日に仮の歯まで被せてすぐに噛めるようにする即時加重インプラント等がありますが、どんなケースにも適応できるというわけではありません。手術前の十分な診査によって適応かどうかをしっかりと見極めておかないと、インプラントの早期脱落等、大きな失敗となる場合があります。

Q 治療費が高いと聞きましたが……？

A インプラント治療には、現在のところ健康保険が使えませんので、自費治療になります。大まかな治療の費用については、

●術前の診査費（レントゲン、CT撮影等を含む）　3万～5万
●インプラント埋入手術費　1本　15万～30万
●二次手術　5万～10万
●人工歯の土台（アバットメント）作成費　3万～15万
●最終的な人工歯（被せ物）作成費　10万～30万
●骨移植（GBR、サイナスリフト）手術※　5万～50万

※移植骨の量によって決まります。多量骨移植の場合は入院を必要とすることがあります

これらの治療費は、使用するインプラントの種類によって異なります。
また、金属の歯を入れるか、より自然に見せるために白い金属と呼ばれるジ

ルコニアやセラミックで土台や被せ物を作るかなどによっても金額に差がでてきます。

いずれにしても、手術前に担当の先生と十分に話し合って決定しておくことが大切です。

Q 治療時間は、どれくらいかかるのですか?

A 一般的な場合は、インプラント埋入手術を行ってから顎の骨とインプラントが接合するまでに2～4カ月。その後、2次手術をして最終的な歯を入れるのに1～3週間かかります。

骨移植等を行った場合は、移植骨が顎の骨と接合する期間(6～10カ月)を待ってからインプラント手術を行います。骨の移植量が少ない場合は、骨移植とインプラント埋入を同時に行うこともでき、6カ月くらいで最終的な歯が入ります。

抜歯してインプラントを行う場合は、抜歯した場所に骨ができる期間(6～10カ月)を待ってからインプラント手術を行います(ケースによっては、抜歯と同時にインプラント手術を行う場合もあります)。

最近では、インプラントを埋入したその日のうちに仮歯を入れて噛めるようにする即時加重というテクニックや、抜歯直後にインプラントを埋入する抜歯即インプラントといった治療法もあります。しかし、どんなケースでもできるわけではなく、顎の骨の状態によって適応する手術方法が異なりますので、事前に担当医と十分に話し合っておいてください。

予防歯科について

Q むし歯や歯周病はうつるって聞きましたが、ホントですか?

A むし歯や歯周病は、むし歯菌や歯周病菌による感染症ですから、当然うつります。

たとえば、お母さんやお父さんの口のなかが汚れていてむし歯菌が多い場合、その子供にもむし歯が多く発生しているというデータがあります。

これは、幼児のころにご両親が噛み砕いた食べ物を口移しで食べさせたりすることで、むし歯菌が感染してしまうことが原因と考えられています。お子様のむし歯を防ぐためにもできるだけ口移しはやめて、ご両親の口のなかも清潔にしておきましょう。

これからは、恋人とキスをする前には、相手がしっかり歯磨きをしているかどうかを確かめましょう！（笑）

Q キシリトールガムは甘いのに、なぜむし歯予防になるの？

A 何度も説明しましたように、むし歯は口のなかに残った糖やデンプンをむし歯菌が食べて酸を出し、この酸によって歯が溶かされて発生します。

キシリトールは甘味料ですから当然甘いのですが、実は、むし歯菌はこのキシリトールを消化することができないのです。

つまり、むし歯菌は甘味料であるキシリトールを好んで食べるのですが消化できず、酸も分泌することができません。それどころか最後には食べ疲れて死んでしまい、その結果、むし歯の発生もおさえられ、むし歯菌自身も減少します。

このため、歯が溶かされることもなく、むし歯になりにくくなるわけです。

Q 甘いものをそれほど食べていないのに、むし歯になるんです

A 甘いものを食べるとむし歯菌がそのなかに含まれる糖分等を食べて酸を分泌し、歯が溶かされます（脱灰）。しかし、唾液がこの酸を洗い流し、溶けた歯をもう一度元に戻そうとします（再石灰化）。

ひんぱんに口のなかに甘いものが入ると、常にむし歯菌が酸を出して歯を溶かす状態が続いて、再石灰化がおきません。ですから、口のなかに糖分が残っている時間をできるだけ短くしないと、むし歯が発生してしまうのです。

すなわち、食べる量ではなく、時間や回数が重要なのです。

むし歯にならないように、まず、だらだら食べることをやめ、食べる回数も減らしましょう。

あとがき

「おはようございます！」

朝一番、素敵な笑顔でこんな挨拶をされると、なんだか今日一日良いことがありそうな、明るい気分になりませんか。

このように素敵な笑顔は、日常生活においてみんなが楽しく気持ち良くすごしていくために欠かすことのできないエッセンスです。

そして、この笑顔を最も大きく左右しているのが、口元なのです。

健康的な輝く白い歯、綺麗に引き締まったピンク色の歯肉、そんな素敵な口元で、自信を持って笑顔で人に接するという、だれもが願う究極の思いを可能にしたのが最新の審美歯科治療です。

まだまだ審美歯科は、見かけだけを重視するだけの治療と思われている方もあるかもしれません。

しかし、決してそうではありません。

この本を読まれた方はもうおわかりのように、審美歯科とは、より自然で理想的な口元を作り出すための治療法です。

審美歯科治療によって自然で理想的な歯並びや噛み合せを再現することで、むし歯や歯周病、発音障害、口臭などさまざまなお口のトラブルの予防に役立ちます。また、残念ながらすでに歯がなくなってしまった方でも、インプラント治療を受けることで、もう一度歯がはえてきたように、失われた歯を取り戻すことができます。入れ歯やブリッジに比べて残った歯に負担をかけることなく、より自然に違和感なくしっかりと噛むことができるようになります。

さらには、おいしく、しっかりものを噛むことで唾液の分泌も促進されて免疫力が高まり、糖尿病やガン、認知症の予防など、全身の健康やアンチエイジングにも大いに役立ち、寿命も6～7年伸びると言われています。

そして何より口元に自信が持てるようになることで、ともすれば下を向いて消極的だった性格も明るく社交的に変化し、より充実した楽しい時間をすごせるようになります。大げさに言うと、その人の人生まで変えてしまうのです。

世界に類を見ない速さで高齢化が進む日本。いくつになっても元気で充実した人生を過ごすために、素敵な会話と楽しく食べることは欠かせません。

歯の色や歯並び、むし歯や治療した歯の不具合などで困っている方、あるいは不幸にして歯が1本もなくなってしまった方でも、一人で悩んでいないで、審美歯科治療でしっかり噛める美しい歯と素敵な笑顔を取り戻して人生を楽しみませんか。

「笑顔は1円の費用もかからず、誰にでもでき、一瞬にして世界中を幸せにしてしまう、そんな魔法のプレゼントなのです」

この本が、みなさまに素敵な笑顔をもたらす1冊となりますよう、心から願っております。

神戸診療所／なかたに歯科クリニック・大阪診療所／デビューデンタルクリニック院長・医学博士　中谷 昌弘

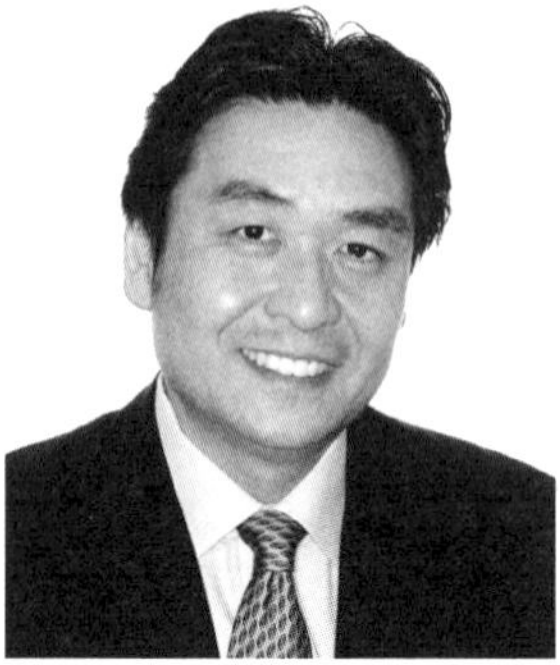

赤坂フォーラムデンタルクリニック院長
歯学博士　**坪田健嗣**

1957年　東京・両国生まれ
1982年　日本大学歯学部卒業
　　　　日本大学歯学部補綴学講座勤務
1987年　港区赤坂に赤坂フォーラムデンタルクリニック開設

日本大学歯学部講師
日本歯科審美学会理事・認定医
日本補綴歯科学会会員・専門医
日本アンチエイジング歯科学会常任理事・認定医
日本顎咬合学会認定医
日本成人矯正歯科学会会員
日本抗加齢医学会会員・専門医
国際口腔インプラント学会(ICOI)会員

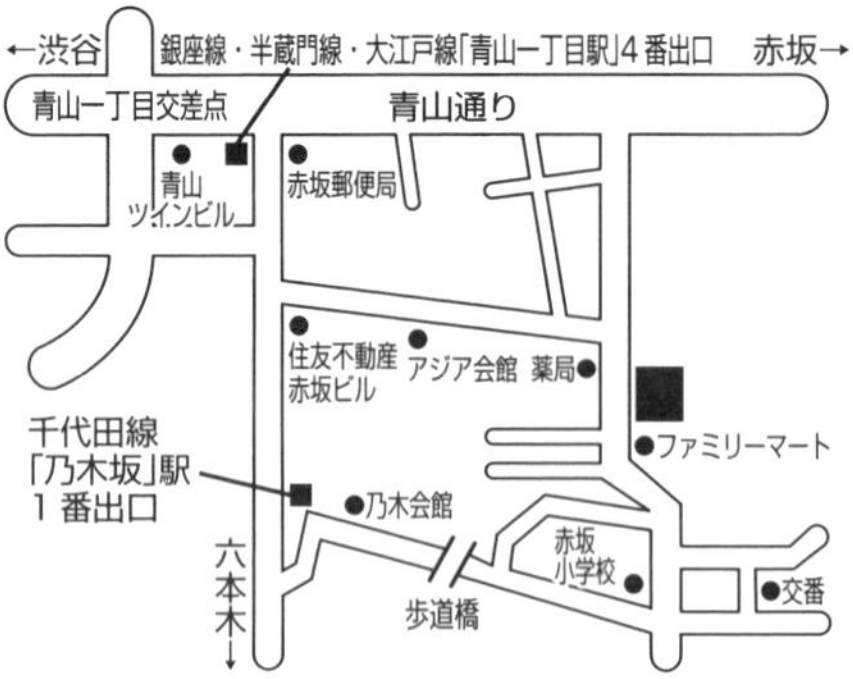

赤坂フォーラムデンタルクリニック
〒107-0052
東京都港区赤坂7-5-34
インペリアル赤坂フォーラム108
TEL.&FAX. 03-3585-8519

診療時間：10:00～19:00
（水・土は10:00～18:00）
※休憩時間あり
休診日：木・日・祝祭日
URL. http://www.forum-dental.com
　　http://www.ireba-net.com

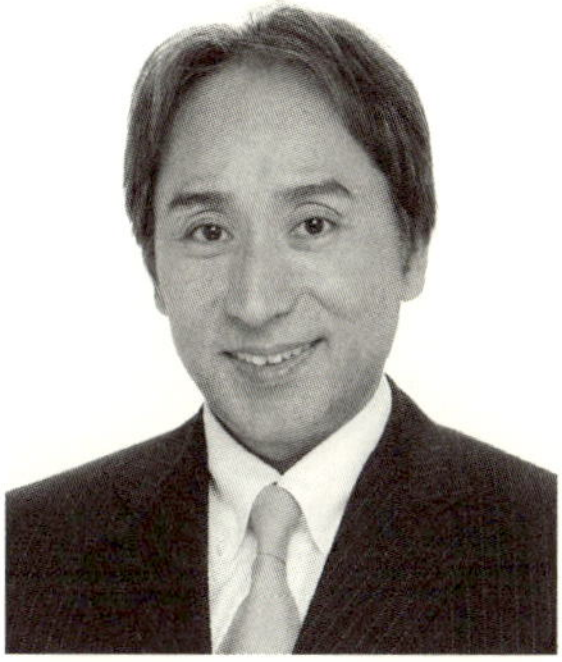

なかたに歯科クリニック・デビューデンタルクリニック院長
医学博士　中谷昌弘

1957年　兵庫県生まれ
1982年　日本大学歯学部卒業
1990年　なかたに歯科クリニック開院(兵庫区駅前通)
2001年　デビューデンタルクリニック開院(大阪市北区梅田)

日本大学歯学部兼任講師
国際口腔インプラント学会認定医
日本顎咬合学会認定医
日本抗加齢医学会専門医
日本歯科審美学会会員
日本口腔インプラント学会会員
アメリカ美容歯科学会会員
兵庫県歯科医師会理事

神戸診療所 なかたに歯科クリニック
〒652-0898 神戸市兵庫区駅前通 1-2-1
アルバビル 3-4F
TEL. 078-577-2100
FAX. 078-577-3060
休診日：祝祭日のみ
URL.http://www.kobe-nakatani.com
大阪診療所 デビューデンタルクリニック
〒652-0898 大阪市北区梅田 1-13-13
阪神百貨店 6F
TEL.&FAX. 06-4799-3055

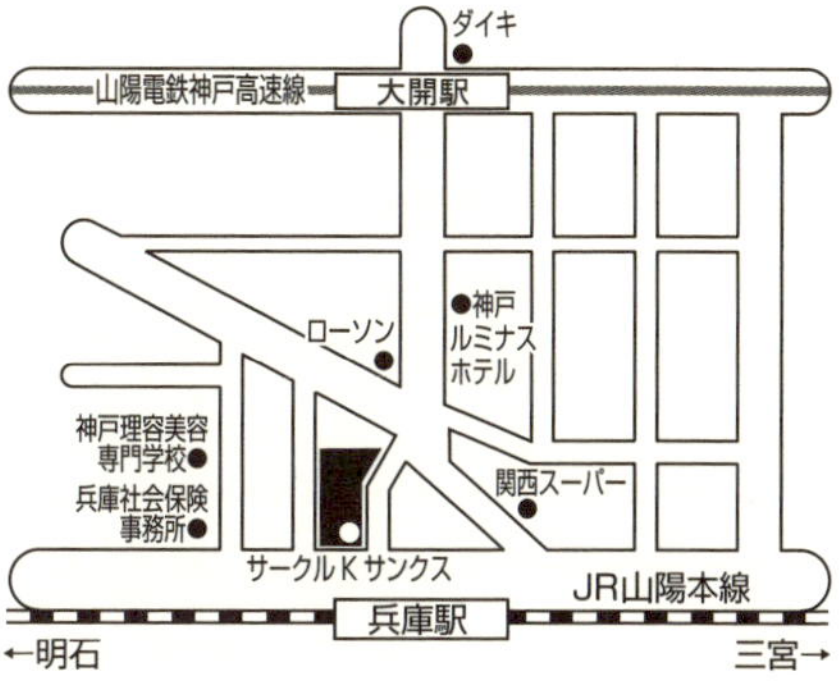

最新・審美歯科とインプラント　素敵な人は歯が綺麗

著者………坪田健嗣　中谷昌弘
発行者………真船美保子
発行所………KK ロングセラーズ
東京都新宿区高田馬場 2-1-2　〒 169-0075
電話（03）3204-5161（代）　振替　00120-7-145737

イラスト・図版………田中一輝
印刷………太陽印刷工業株式会社
製本………株式会社難波製本

乱丁・落丁本はお取り替えいたします。定価はカバーに表示してあります。

ISBN 978-4-8454-2280-7